全国托育行业职业教育"十四五"创新教材

顾问　丁　樱

主审　王艳华　郝义彬　秦元梅

总主编　杨英豪

婴幼儿生理学

（供婴幼儿托育服务与管理专业高职生用）

主编　吕　素　高　建　都　晓

全国百佳图书出版单位

中国中医药出版社

·北　京·

图书在版编目（CIP）数据

婴幼儿生理学 / 杨英豪总主编；吕素，高建，都晓主编 . —北京：
中国中医药出版社，2023.10
全国托育行业职业教育"十四五"创新教材
ISBN 978 - 7 - 5132 - 8480 - 6

Ⅰ . ①婴… Ⅱ . ①杨… ②吕… ③高… ④都… Ⅲ . ①婴幼儿—
生理卫生—职业教育—教材 Ⅳ . ① R720.1

中国国家版本馆 CIP 数据核字（2023）第 189100 号

中国中医药出版社出版
北京经济技术开发区科创十三街 31 号院二区 8 号楼
邮政编码　100176
传真　010-64405721
三河市同力彩印有限公司印刷
各地新华书店经销

开本 787×1092　1/16　印张 7.75　字数 170 千字
2023 年 10 月第 1 版　2023 年 10 月第 1 次印刷
书号　ISBN 978 - 7 - 5132 - 8480 - 6

定价　49.00 元
网址　www.cptcm.com

服 务 热 线　010-64405510
购 书 热 线　010-89535836
维 权 打 假　010-64405753

微信服务号　zgzyycbs
微商城网址　https://kdt.im/LIdUGr
官 方 微 博　http://e.weibo.com/cptcm
天猫旗舰店网址　https://zgzyycbs.tmall.com

如有印装质量问题请与本社出版部联系（010-64405510）

全国托育行业职业教育"十四五"创新教材

《婴幼儿生理学》编委会

序

  随着社会的发展和人们生活水平的提高，托育服务已经成为一个重要的民生问题。提高托育服务的质量和水平直接关系到民生福祉，是关乎千家万户的大事，是国家人口战略的重要一环。为此，中共中央、国务院出台了一系列政策法规，如2021年6月，中共中央、国务院印发了《关于优化生育政策促进人口长期均衡发展的决定》，明确将发展普惠托育服务体系作为积极生育支持措施。

  那么，我们应该如何落实好这一重大民生工程呢？在传统的托育服务中，人们往往只关注婴幼儿的日常生活照顾和基础知识传授，而忽略了儿童身心健康和医疗保健的需求。当今社会，千万个家庭希望托育服务能够提供更加全面、专业的医疗服务，实现医育融合。

  医育融合，是国家主导的托育方向，也是新时代人民群众的迫切要求。紧跟国家政策，顺应时代呼唤，紧扣医育融合主题，为医疗级托育服务和管理提供智力保障，则是我们卫生健康工作者应该面对的问题。为此，杨英豪教授和他的团队组织编写了以医育融合为特色的全国托育行业职业教育"十四五"创新教材，则是在以实际行动回答和落实这一问题。

  作为一名长期从事儿童疾病诊治、健康促进的医疗、教育、科研工作者，我为有这样的教材感到欣慰。这套教材不仅内容丰富、科学实用，而且紧贴实际需求，对于培养优秀医育融合的人才，提高托育服务的质量和水平具有重要的意义。

  医育融合是未来托育服务的必然趋势，也是我们肩负的历史使命。我相信，在广大教育工作者和社会各界的共同努力下，一定能够培养出更多具备医学素养、掌握医疗技能、富有爱心和责任心的优秀托育人，为千家万户的儿童提供更好的托育服务。同时，我也希望社会各界在推广使用本套教材的过程中，能够积极探索、勇于创新，将理论知识与实践经验相结合，共同推动我国托育事业的发展和进步。

  在这个充满机遇与挑战的时代，让我们携手共进、共同努力，为实现医育融合的托育服务与管理做出应有的贡献！

丁樱

2023年8月于郑州

前　言

党的二十大报告指出："我们深入贯彻以人民为中心的发展思想，在幼有所育、学有所教、劳有所得、病有所医、老有所养、住有所居、弱有所扶上持续用力……建成世界上规模最大的教育体系、社会保障体系、医疗卫生体系……人民群众获得感、幸福感、安全感更加充实、更有保障、更可持续，共同富裕取得新成效。"

幼有所育，离不开优秀的人才。学历教育作为系统化培养人才的摇篮，需要一套专业的培养方案，而高质量的教材是支撑这个培养方案的核心。编写教材首先要立足于行业分类，基于行业大类为人才搭建行业理论结构，再依据行业分工进行能力内容建设。按照教育部专业分类，托育服务与管理属于医药卫生大类。依据这个原则，在人才理论结构上就要按医药卫生原理进行选择，并严格与早期教育等传统误区进行区分，从而进行内容建设。同时本专业在医药卫生大类下归属于健康促进小类，这决定了托育在医药卫生行业的分工，是服务于婴幼儿的健康促进。在这里，又产生了一个内容的定义，就是如何定义婴幼儿健康的内容。

教材编写团队就中华人民共和国成立以来国家卫生健康委员会发布的涉及婴幼儿健康领域的行业标准进行整理。引起我们关注的是 2018 年 4 月开始实施的《0 岁～6 岁儿童发育行为评估量表》，国家已经把婴幼儿智力发育作为健康指标之一，这就要求我们要把生理健康和智力健康的服务能力建设作为教材能力培养的内容之一。完成大量的概念化工作之后，我们基本确定了"以医药卫生大类为底层逻辑""以健康促进能力为培养要求""以身体发育和智力发育为服务内容""以服务能力和管理能力并重为培养目标"的教材编写纲领。

同时，在教材编写与课程设计中，我们坚持立德树人、全面发展，遵循职业教育规律和学生身心发展规律，把培育和践行社会主义核心价值观融入教育教学全过程，关注学生职业生涯，以专业课程衔接为核心，以人才培养模式创新为关键，坚持工学结合、知行合一，强化教育教学的实践性和职业性。在教材编写中，我们引入项目教学、案例教学、情景教学、工作过程导向教学等思维，进行内容结构设计。

最后，我们也关注通识性知识的纳入，特别强调与家庭沟通的技巧和方法、家园共育等方面的内容，这些内容可以帮助学习者更好地了解家庭需求，建立良好的合作关系。我们相信，这些通识性的知识将帮助托育服务提供者更好地应对多样化的需求和挑战。

在此，我们由衷地感谢所有参与编写此系列教材的专家和学者们！感谢国医大师、儿科专家丁樱教授担任本教材顾问！感谢王艳华教授、郝义彬教授、秦元梅教授担任本系列教材主审！正是他们的辛勤工作和无私奉献，使得本系列教材得以付印。同时，我们也要感谢国家卫生健康委员会、教育部等相关部门对托育服务与管理的重视和支持。正是有了这样的支持，我们才有动力为托育行业的发展做出更大努力。

最后，我们衷心希望这套教材能够为托育服务与管理领域的学习者提供有益的帮助。希望每位学习者在这套教材的引领下，能够不断提升自己的专业素养和能力水平，为托育行业的持续发展和进步做出积极的努力，为婴幼儿的健康和发展贡献自己的力量！

全国托育行业职业教育"十四五"创新教材编委会

2023 年 8 月

编写说明

2021 年，教育部明确将婴幼儿托育服务与管理专业纳入医药卫生大类下的健康管理与促进类专业。因此，对于婴幼儿托育服务与管理从业人员而言，掌握相关的医学基础知识至关重要，是保障婴幼儿日常照护安全的基石。

《婴幼儿生理学》以婴幼儿的解剖与生理发育为出发点，结合解剖学、病理生理学和免疫学等基础医学知识，对婴幼儿的各大器官系统进行了全方位、多层次的介绍，突出了婴幼儿自身的特点。通过对本教材的学习，学生可以掌握婴幼儿机体解剖、生理、生长发育规律及其异常发育的辨别等方面的专业知识，这将为后续婴幼儿基础照护、婴幼儿常见疾病预防与照护、婴幼儿安全与应急处理等专业课程的学习奠定基础，同时也为托育行业提供了必要的理论支持。

本教材编写遵循科学、简洁、易懂的原则，图文并茂，力求通俗易懂。在文字表述上，该教材使用简洁明了的语言，将知识点按照逻辑顺序排列，确保内容的连贯性和系统性。本教材在每一章的开头即列出该章的知识目标、能力目标、素质目标，以便学生能够更好地理解和掌握相关知识点。

本教材的编委会由专业医护教师、托育机构及该领域的一线从业人员组成。但由于水平有限，书中难免有不足之处，恳切希望同仁和读者在教材使用过程中提出宝贵意见，以便再版时修订。

《婴幼儿生理学》编委会

2023 年 8 月

目　录

第一章　绪论

【学习目标】

知识目标：

1. 掌握内环境与稳态的概念；掌握机体生理功能的调控。

2. 熟悉生理学的研究内容。

3. 了解机体生理功能的调控。

能力目标：

能将生理学知识与生活中的事件进行联系。

素质目标：

具有科学严谨、谨言慎行的工作态度和乐于奉献、尊重婴幼儿的职业道德。

第一节　机体的体液、内环境与稳态

一、体液与内环境

体液是机体内液体的总称（图 1-1）。正常成人的体液约占体重的 60%，40% 分布在细胞内，称为细胞内液；另外 20% 分布于细胞外，称为细胞外液。细胞外液中组织液约占 15%，血浆约占 5%。此外，还有少量的淋巴液、脑脊液等也属细胞外液。

生理学将机体生存的外界环境称为外环境，包括自然环境和社会环境；将体内各种组织细胞直接接触并赖以生存的环境称为内环境。细胞外液是组织、细胞直接接触的生存环境，故将细胞外液称为机体的内环境，以区别机体生存的外部自然环境。

外环境的变化不能直接作用于组织细胞，必须通过细胞外液即内环境才能对组织细胞产生影响。细胞内液以细胞膜与组织液、血浆等相隔

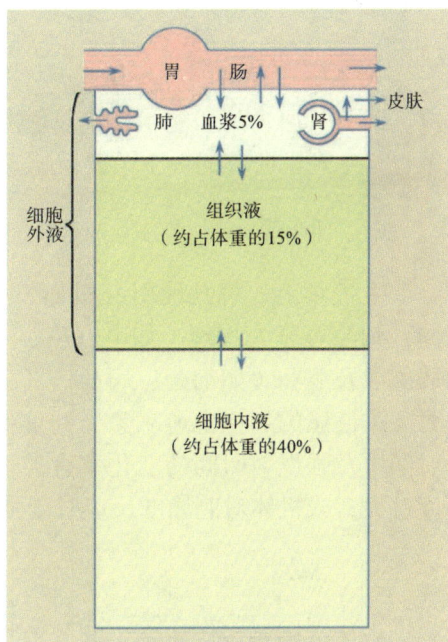

图 1-1　体液分布示意图

开，而组织液以毛细血管壁与血液中的血浆相隔开。细胞膜与毛细血管壁均是具有一定通透性的半透膜。细胞内液是各种细胞进行生命活动的理化反应场所，在新陈代谢过程中所需要的各种物质直接从细胞外液中摄取，细胞内生成的多种代谢产物也要排放到细胞外液中。因此，细胞外液可以认为是机体内所有细胞得到物质供应与排放代谢产物的公共场所。细胞外液也是进行生命活动最为活跃的场所，尤其是血浆不停地循环流动，成为沟通各部分体液与外环境的媒介。

二、稳态

稳态是一种相对的、动态的稳定状态，内环境的各项指标都必须经常维持在一个正常的生理范围内，不能过高或过低。稳态是在多种功能系统相互配合下实现的一种动态平衡。例如，当机体因运动而导致体内 CO_2 增多或相对缺氧时，呼吸运动加强，以此排出更多的 CO_2，摄取更多的 O_2；当体内水过剩时肾脏会增加尿的生成，排出过多的水。因此，稳态的维持需要人体各个器官系统的参与和协调。

稳态具有十分重要的生理意义。因为细胞的各种代谢活动都是酶促生化反应，所以细胞外液中需要有足够的营养物质、氧气和水分以及适宜的温度、离子浓度、酸碱度和渗透压等；细胞膜两侧不同的离子浓度分布也是使细胞保持其正常兴奋性和产生生物电的基本保证。如果内环境的理化条件发生重大变化或急骤变化，超过机体自身调节与维持稳态的能力，那么机体的正常功能会受到严重影响。如高热、低氧、水和电解质及酸碱平衡紊乱等都会损害细胞功能，引起疾病，甚至危及生命。因此，维持稳态是保证机体正常生命活动的必要条件。

第二节　刺激与反应

人体所在的内、外环境总是不断变化着，当环境发生变化时机体必须及时做出反应，调节其原来的功能状态，以适应环境的各种变化。因此，研究各种刺激与反应的关系也是生理学研究的一个重要范畴。

一、刺激

生理学上，将凡能引起机体发生反应的内、外环境变化统称为刺激。根据性质不同，刺激可分为物理（如电、声、光、机械、温度等）、化学（如酸、碱等各种化学物质）以及生物（如细菌、病毒、真菌）等类型。社会、精神、心理因素的变化作为刺激对人类健康的影响也愈来愈受到重视。刺激能否引起反应，与刺激的强度和刺激持续的时间以及强度对时间的变化率有关，刺激只有达到一定强度才能引起反应。如果刺激强度过大，或机体对刺激的反应过于强烈，都可能造成机体的损伤，导致疾病的发生。

二、反应

机体受到刺激后所发生的某种功能活动的变化称为反应。反应包括兴奋和抑制两种形式。受到刺激时，如果使功能活动从无到有，或从弱到强即为兴奋；反之功能活动从有到无，或从强到弱即为抑制。

三、兴奋性

兴奋性是指组织或细胞接受刺激后发生反应的能力，是生命活动的基本特征之一。不同类型的细胞接受刺激发生反应时的外在表现形式不同，如肌细胞表现为机械收缩，腺细胞表现为分泌。随着电生理研究的深入，人们发现，神经细胞，肌细胞和部分腺细胞在受刺激后首先发生的共同反应是产生动作电位。因此，生理学中将这些能够产生动作电位的细胞称为可兴奋细胞，对可兴奋细胞而言，兴奋性又指细胞接受刺激后产生动作电位的能力，而兴奋则指细胞产生动作电位的过程。

第三节　机体生理功能的调节

当机体内、外环境发生改变时，为了保证机体能够适应这种改变，维持内环境的相对稳定，机体内部必须进行一系列的调节活动来维持这种稳态，这个过程称为生理功能的调节。其主要调节方式有以下三种：神经调节、体液调节和自身调节。这些调节活动既可以单独存在、独立完成，也可相互配合、协同完成，共同实现维持机体内环境的相对稳定，保证生命活动的正常进行。

一、神经调节

机体内许多生理功能是由神经系统的活动调节完成的，称为神经调节。反射是神经调节的基本形式。反射活动的结构基础为反射弧，它由五个基本成分组成（图1-2），即感受器、传入神经、中枢、传出神经和效应器。反射弧任何一个部分受损，反射活动将无法进行。

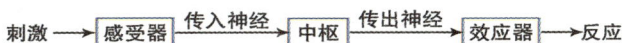

刺激 ⟶ 感受器 —传入神经→ 中枢 —传出神经→ 效应器 ⟶ 反应

图1-2　反射弧的构成

人类和动物具有多种反射，大致可分为两大类，即条件反射与非条件反射。

非条件反射是指先天的、生来就具有的反射，它的反射弧是固定的，是人与动物所共有的反射活动，如吸吮反射、吞咽反射、瞳孔对光反射、屈肌反射等。条件反射是个体出生后，在生活过程中、一定条件下，在非条件反射的基础上新建立的反射弧所完成的反射，如望梅止渴。条件反射的优越性在于可使大量无关刺激成为某种环境变化即将到来的信号，使机体可以提前调节相关的功能活动。因此，条件反射具有更大的预见性、适应性、灵活性，大大提高了机体对环境的适应能力。

神经调节的特点：反应迅速、精确，作用局限而短暂。

二、体液调节

体液调节是指体内某些特殊的化学物质（激素、生物活性物质、代谢产物等）通过体液运输途径对机体功能活动进行的调节。根据调节范围的大小，其可分为全身性体液调节和局部性体液调节两类。

全身性体液调节是指内分泌腺或内分泌细胞分泌的激素，通过血液循环或体液途径运送到相应的靶器官或靶细胞，对其功能活动进行的调节。由于内分泌腺和内分泌细胞的活动直接或间接地受神经系统的调节，故这类体液调节可视为神经调节的一个传出环节，常称为神经–体液调节。例如，肾上腺髓质受交感神经节前纤维末梢支配，交感神经兴奋时，肾上腺髓质分泌肾上腺素和去甲肾上腺素，从而使神经与体液因素共同参与机体功能调节。此外，某些神经元也可分泌激素，由神经元分泌激素的方式称为神经分泌。

但也有一些化学物质不通过血液循环而直接进入周围的组织液，经扩散作用到达邻近的细胞后发挥特定的生理作用，这种调节可以看作局部性体液调节，或称为旁分泌调节，如胰高血糖素刺激胰岛细胞分泌胰岛素的调节过程。

体液调节的特点：反应相对迟缓，作用范围广泛，持续时间较长。

三、免疫调节

免疫调节是指免疫细胞及其释放的细胞因子，通过体液运输作用于机体的某些组织或器官，对其活动所进行的调节，是机体自身对免疫应答的生理性反馈过程。免疫系统接受来自内外环境的各种刺激后，释放免疫调节因子，促使机体做出适应性反应。因此，免疫系统不仅是机体的一种防御系统，也是机体的感受和调节系统。免疫调节是依靠免疫系统来实现的。免疫调节通过免疫系统中的免疫细胞和免疫分子，以及与其他系统如神经–内分泌系统之间的相互作用，维持机体生理功能的动态平衡与相对稳定状态。免疫系统的功能包括免疫防御功能、免疫自稳功能和免疫监视功能。

免疫调节的特点：多系统参与，调节幅度和范围较大，具有网络性和复杂性。

四、自身调节

自身调节是指某些组织或器官不依赖神经、体液调节，自身对组织环境的改变可以做出一些适应性的反应。例如，在做离体蛙心灌流实验时，可以观察到在一定范围内，当增加灌流液时，蛙心的收缩力加强，由心室排出的灌流液也相应增多，从而使心脏的输出量与输入量保持相对平衡。

自身调节的特点：调节的幅度、范围都比较小，对刺激感受的灵敏性也较低，但是对于局部器官、组织的生理功能的调节仍有着重要的意义。

机体生理功能调节方式主要有以上几种，它们既有各自的特点，又密切联系、相互配合、共同调节，维持内环境的稳态，保证机体生理活动的正常进行。因此，面对内外环境的变化，正常生理范围内的调节总是朝着让内环境保持相对稳定的方向进行。

思考题

1. 机体内环境稳态的维持有什么生理意义？
2. 请举例说出条件反射与非条件反射。

第二章　婴幼儿神经系统

【学习目标】

知识目标：

1. 掌握神经系统的组成与特点。

2. 熟悉神经可塑性。

3. 了解神经系统的功能。

能力目标：

能根据所学的知识判断婴幼儿神经系统的发育情况。

素质目标：

具有良好的人文关怀精神，具备初步的评判性思维。

神经系统由脑、脊髓及遍布全身的周围神经所组成，是人体各系统中结构和功能最复杂的调节系统。它可以使机体感知来自内、外环境变化的刺激，并且通过调节和控制各系统的活动以维持内环境的稳定和适应外环境的变化，对人体各系统的调节起着主导作用。

第一节　神经系统的基本结构与功能

一、神经系统概述

神经系统由中枢神经系统和周围神经系统两部分组成。中枢神经系统由脑和脊髓组成；周围神经系统由脑发出的 12 对脑神经和脊髓发出的 31 对脊神经，以及植物性神经（包括交感神经、副交感神经）组成。其中，脑位于颅腔内，由四个主要部分组成：大脑、小脑、脑干［包括延髓（脑）、脑桥和中脑］和间脑（图 2-1）。脊髓位于脊柱的椎管内，它将所接收的信息刺激传达到脑，再把脑的指令下达到各个器官，起到上传下达的作用。脊髓中还存

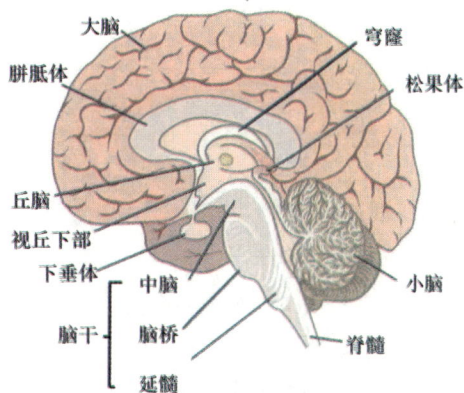

图 2-1　人脑的结构

在一些参与基本反射（如排尿反射、排便反射、膝跳反射等）的神经中枢。

二、神经元与神经纤维、神经胶质细胞

（一）神经元

神经元是神经系统的基本结构与功能单位。典型的神经元可分为胞体与突起两部分。胞体是神经元功能活动的中心，主要功能是合成物质、接收信息与整合信息。突起又分树突和轴突两种。树突较短，数量较多，反复分支并丛集在胞体的周围，主要功能是接受其他神经元传递的信息并传向胞体。轴突较长，一个神经元一般只有一根轴突，功能是传导神经冲动，轴浆流动还可实现物质运输。轴突由胞体的轴丘发出，此处膜的阈值最低，是神经冲动的起始部位。轴突和感觉神经元的长树突统称为轴索，轴索外面包有髓鞘或神经膜形成神经纤维。

神经元的主要功能是接受、整合传导和传递信息；胞体和树突主要负责接收和整合信息；轴突始段主要负责产生动作电位，也参与信息整合；轴突负责传导信息；突触末梢则负责向效应细胞或其他神经元传递信息。

（二）神经纤维

轴突和感觉神经元的周围突都称为神经纤维，它们有些被胶质细胞形成的髓鞘或神经膜反复卷绕，严密包裹，形成有髓神经纤维；另一些则被胶质细胞稀疏包裹，髓鞘单薄或不严密，形成无髓神经纤维；构成髓鞘或神经膜的胶质细胞在周围神经系统中主要是施万细胞，在中枢神经系统中则为少突胶质细胞。神经纤维的主要功能是兴奋传导和物质运输。

在神经纤维上传导的兴奋或动作电位称为神经冲动。冲动的传导实际上是通过局部电流的作用，将动作电位沿细胞膜向周围扩布的过程。

冲动在神经纤维的传导有以下特征。

1. 生理完整性　正常的神经传导不仅要求神经纤维保持结构完整，而且从功能上也要保持正常。如果神经纤维受损伤或被切断，则局部电流不能通过断口向前传导。若神经纤维的局部因受麻醉药、神经毒、冷冻或压迫等因素的作用，丧失了功能的完整性，不能产生动作电位，即便在形态上是完整的，也不能传导冲动。

2. 绝缘性　一条神经干包含着许多条神经纤维，但各条神经纤维同时进行兴奋传导时互不干扰，表现为传导的绝缘性。其主要原因是细胞外液对电流的短路作用使局部电流主要在一条纤维上构成回路，从而保证了神经传导的精确性。

3. 双向传导性　在实验条件下，刺激神经纤维的任何一点引发兴奋时，动作电位可沿神经纤维同时向两端传导。但在整体条件下，由于冲动往往由树突或胞体向轴突方向传导，因此很少有双向传导的机会。

4. 相对不疲劳性　实验发现，用 5 ～ 100Hz 有效电刺激连续刺激神经纤维 9 ～ 12h，神经纤维仍然保持其传导兴奋的能力，原因是局部电流耗能极少。相对突触传递而言，

神经纤维的兴奋传导不易产生疲劳。

（三）神经胶质细胞

神经系统中除神经元外，还有大量的神经胶质细胞分布于神经元之间。它们与神经元相比在形态和功能上有很大差异，胶质细胞也有突起，但无树突和轴突之分；细胞之间不形成化学突触，但普遍存在缝隙连接；它们的膜电位也随细胞外 K^+ 浓度的改变而改变，但不能产生动作电位。它对神经元形态、功能的完整性和维持神经系统微环境的稳定性等都很重要。

1. 支持、绝缘和屏障作用　神经胶质细胞充填于神经元及其突起间的空隙内，构成神经元的网架，对神经元起支持作用。神经胶质细胞还可分隔神经元，起绝缘作用。此外，神经胶质细胞尚可参与构成血 – 脑屏障。电镜观察发现，星形胶质细胞的部分突起末端膨大而形成血管周足，这些血管周足几乎包被脑毛细血管表面 85% 的面积，是构成血 – 脑屏障的重要组成部分。

2. 修复与再生作用　神经胶质细胞具有分裂的能力，特别是当神经元由于疾病、低氧或损伤而发生变性死亡时，胶质细胞特别是星形胶质细胞能通过有丝分裂进行增生，填补神经元死亡造成的缺损，从而起到修复和再生的作用。

3. 物质代谢和营养性作用　神经胶质细胞在联系和维持神经元生存的微环境中具有特别重要的意义。神经元几乎全被胶质细胞包围，这两种细胞之间的间隙十分狭窄，其中充满的细胞间液是神经元直接生存的微环境。由星形胶质细胞的少数长突起形成的血管周足终止在毛细血管壁上，其余的突起则穿行于神经元之间，贴附于神经元的胞体与树突上。神经胶质细胞的这种分布特点对神经元摄取营养物质与排出代谢产物起着十分重要的作用。此外，星形胶质细胞还能产生神经营养性因子，来维持神经元的生长、发育和生存，并保持其功能的完整性。

4. 维持神经元正常活动　当神经元活动时有 K^+ 从神经元释放，细胞外液中 K^+ 浓度随之升高。此时星形胶质细胞可通过加强自身膜上钠泵的活动，将细胞外液中积聚的 K^+ 泵入细胞内，并通过细胞之间的缝隙连接迅速扩散到其他神经胶质细胞，从而缓冲细胞外液 K^+ 的持续增多，避免细胞外高 K^+ 干扰神经元的正常活动。如果神经元损伤而造成胶质瘢痕，神经胶质细胞膜钠泵活动减弱，则 K^+ 的空间缓冲作用发生障碍，细胞外液 K^+ 持续增高，将导致神经元去极化，兴奋性增高，从而触发癫痫放电。这表明，胶质细胞对维持神经细胞外液 K^+ 浓度的稳态和神经元正常活动具有重要意义。

第二节　突触传递

突触是神经元与神经元之间，或神经元与其他类型细胞之间的功能联系部位或装置，也是跨细胞的结构，传出神经元与效应细胞之间的突触又称接头，如骨骼肌神经 – 肌肉接头。

一、突触的结构及分类

根据突触间信息传递的媒介物质不同，突触可分为化学突触和电突触两种类型。前者以神经递质为信息传递媒介，后者以局部电流为信息传递媒介。化学突触根据递质释放后影响的范围和距离不同，又分为定向突触和非定向突触两种模式。定向突触释放的递质仅作用于短距离的局限部位，如经典的突触和神经－骨骼肌接头；非定向突触释放的递质则扩散较远、作用的空间比较广泛，如神经－心肌接头和神经－平滑肌接头。

（一）经典的突触

1. 突触的结构 经典的突触由突触前膜、突触间隙和突触后膜三部分组成（图2-2）。突触前神经元的突起末梢分出许多小支，每个小支的末梢膨大呈球状，形成突触小体，贴附在另一个神经元的表面，构成突触。突触小体的末梢膜称为突触前膜；与之相对的胞体膜或突起膜，称为突触后膜；两膜之间为突触间隙。突触小体的轴浆内含有大量的线粒体与囊泡（突触小泡）等。一种突触可含一种或几种形态的囊泡，其内含有高浓度的神经递质。在突触后膜上，有丰富的特异性受体或化学门控式通道。

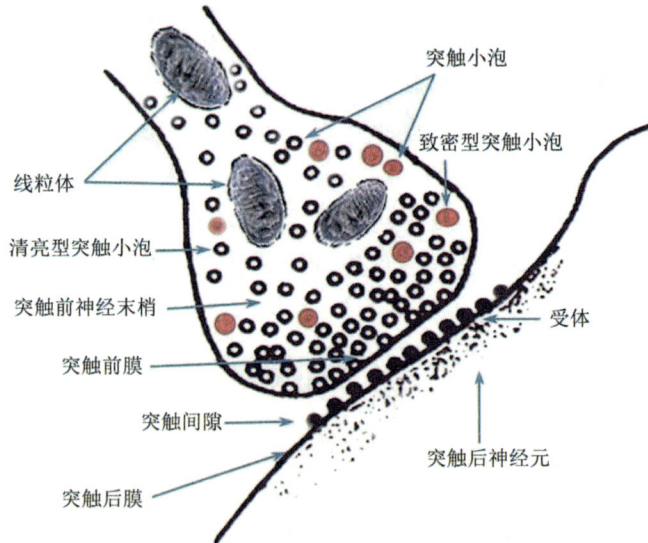

图2-2 化学突触结构示意图

2. 突触的分类 可根据其接触部位与功能特点进行分类。按接触部位分，常见的有轴突－胞体、轴突－树突与轴突－轴突三种类型的突触；按突触对后神经元功能活动的影响，可分为兴奋性突触与抑制性突触两种（图2-3）。

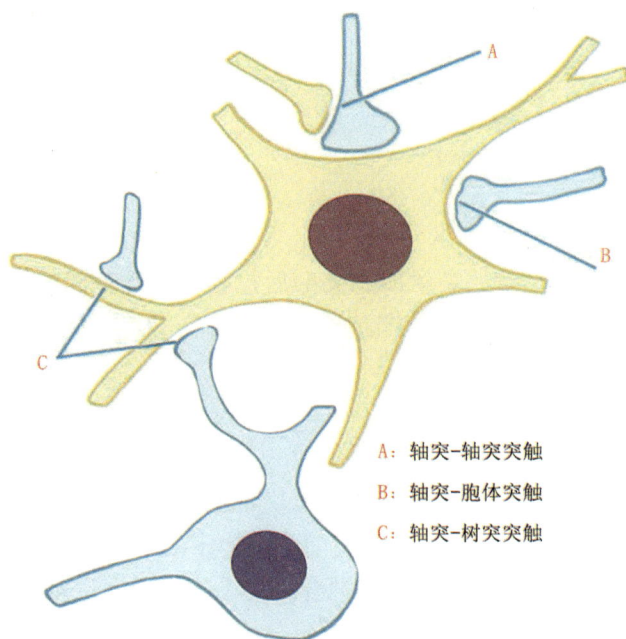

A：轴突-轴突突触
B：轴突-胞体突触
C：轴突-树突突触

图 2-3 突触类型模式图

（二）电突触

电突触的结构基础为缝隙连接，相邻的两个神经元之间的膜间距仅有 2～3nm，连接处细胞膜不增厚，其邻近轴浆内无突触囊泡存在。两侧膜上有沟通两细胞胞质的水相通道，允许带电离子通过通道而传递电信息，所以称为电突触。

电突触传递的特点：低电阻性；兴奋传递快，几乎不存在潜伏期；双向性传递。

电突触传递广泛存在于中枢神经系统和视网膜中，主要发生在同类神经元之间，具有促进同步化活动的功能。

（三）化学突触

化学突触是以神经元所释放的化学物质为信息传递媒质（即神经递质）的突触，是最多见的一类。它们多由一个神经元的轴突末梢与另一个神经元或效应细胞相接触而形成，因此轴突末梢通常被认作突触前成分；靶神经元或效应细胞则被视为突触后成分。根据突触前、后两部分之间有无紧密的解剖学关系，可将化学突触分为定向突触和非定向突触。

某些神经元之间的信息传递，不在前述的典型突触结构进行。该传递的前神经元轴突末梢有许多分支，分支上布满了呈念珠状的曲张体，内含装有递质的囊泡。递质释放后，通过周围细胞外液弥散作用于邻近或远隔部位的突触后成分，从而发挥生理效应。这种无特定突触结构的化学信息传递，也称为非突触性化学传递。

目前认为，在中枢神经内，单胺类神经纤维都能进行非定向突触传递。在外周神经中，以去甲肾上腺素为递质的自主神经–平滑肌接头传递也是通过这种方式进行的。与经典的突触传递相比，非定向突触传递具有以下特点：①无特化的突触前膜和后膜结构。②递质扩散的距离较远，且远近不等，所以传递所需时间较长且长短不一。③一个曲张体释放的递质可作用于较多的突触后成分，且无特定的靶点。④传递效应是否产生取决于突触后成分上有无相应的受体。

二、定向突触传递的过程

定向突触传递要经历复杂的突触前和突触后过程。由于突触后膜不具有电兴奋性，因此它的信息传递是通过前膜释放化学递质，在突触后过程中将化学信息（递质）转换为电信号（突触后电位）而实现的。

（一）突触传递的基本过程

1. 突触前过程   主要包括以下几个步骤：①突触前神经元兴奋、动作电位传导至轴突末梢，引起突触前膜去极化。②去极化使前膜结构中电压门控式 Ca^{2+} 通道开放，产生 Ca^{2+} 内流。③突触小泡前移与前膜接触、融合。④小泡内递质以胞裂外排方式释放入突触间隙。

在上述过程中，突触前膜的去极化是诱发递质释放的关键因素，Ca^{2+} 则是前膜兴奋与递质释放过程的耦联因子。进入末梢的 Ca^{2+} 量决定突触前膜递质的释放量。目前一般认为，Ca^{2+} 在触发囊泡递质释放过程中可能发挥两方面的作用：一是降低轴浆黏度，以利于囊泡前移；二是消除突触前膜上的负电位，促进囊泡与前膜接触、融合和胞裂外排。

2. 突触后过程   其主要步骤：①从间隙扩散到达突触后膜的递质作用于后膜的特异性受体或化学门控式通道。②突触后膜离子通道开放或关闭，引起跨膜离子活动改变。③突触后膜的膜电位发生变化，引起突触后神经元兴奋性的改变。从以上全过程来看，定向突触传递是一个电 – 化学 – 电的过程，即突触前神经元的生物电活动，通过诱发突触前轴突末梢化学递质的释放，最终导致突触后神经元的电活动变化。

（二）突触后神经元的电活动

突触后神经元的电活动变化分别为兴奋性突触后电位与抑制性突触后电位，而根据其电位时程的长短，则又可分为快、慢突触后电位。以下仅介绍快突触后电位。

1. 兴奋性突触后电位   突触前膜释放的某种兴奋性递质，作用于突触后膜上的特异性受体，提高后膜对 Na^+ 和 K^+ 的通透性，特别是对 Na^+ 通透的化学门控离子通道开放，引起 Na^+ 内流，使突触后膜发生局部去极化。这种在兴奋性递质作用下发生在突触后膜的局部去极化，能使该突触后神经元的兴奋性提高，故称为兴奋性突触后电位（EPSP）（图 2–4）。

EPSP 是局部兴奋，它的大小取决于突触前膜释放的递质量。当突触前神经元活动增强或参与活动的突触数目增多时，递质释放量也多，由递质作用所形成的 EPSP 就可总和起来，使电位幅度增大，若增大达到阈电位水平时，便可引起突触后神经元兴奋。

如果未能达阈电位水平，虽不能产生动作电位，但由于该局部兴奋电位能提高突触后神经元的兴奋性，使之容易发生兴奋，这种现象称为易化。

2. 抑制性突触后电位　突触前膜释放的某种抑制性递质，与突触后膜受体结合后，可提高后膜对 Cl^- 和 K^+ 的通透性，尤其是对 Cl^- 通透的化学门控离子通道开放；由于 Cl^- 的内流与 K^+ 的外流，突触后膜发生局部超极化。这种在抑制性递质作用下而出现在突触后膜的超极化，能降低突触后神经元的兴奋性，故称为抑制性突触后电位（IPSP）（图 2-4）。IPSP 与 EPSP 的电位变化在时程上相似，但极性相反，故可降低突触后神经元的兴奋性，从而发挥其抑制效应。

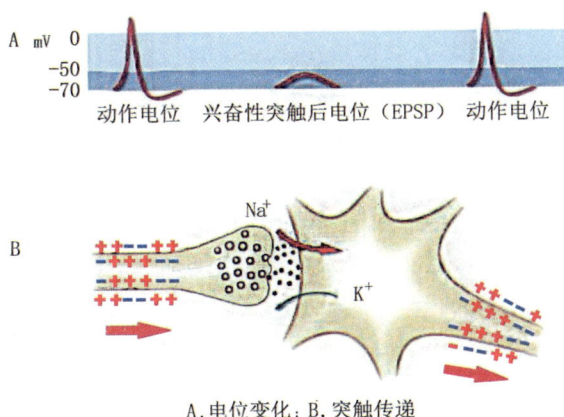

A.电位变化；B.突触传递

图 2-4　突触后电位产生机制示意图

3. 突触后神经元的兴奋与抑制　在中枢神经系统中，一个神经元常与其他多个神经末梢构成许多突触。在这些突触中，有的是兴奋性突触，有的是抑制性突触，它们分别产生的 EPSP 与 IPSP 可在突触后神经元的胞体进行整合，轴突始段则是神经元对两种电位进行整合的整合点。因此，突触后神经元的状态实际上取决于同时产生的 EPSP 与 IPSP 代数和的总和。当 EPSP 占优势并达阈电位水平时，突触后神经元产生兴奋；相反，若 IPSP 占优势，突触后神经元则呈现抑制状态。

三、神经递质与受体

（一）神经递质

神经递质是指由突触前神经元合成、释放，能特异性作用于突触后膜受体，并产生突触后电位的信息传递物质。与神经递质不同，由神经元产生的另一类化学物质，其本身并不直接触发所支配细胞的效应，不起直接传递信息的作用，而是调节信息传递的效率，增强或削弱递质的效应，这类化学物质称为神经调质，调质所发挥的作用称为调制作用。

长期以来，一直认为一个神经元内只存在一种递质，其全部神经末梢只释放同一种递质，这一观点称为戴尔原则。近年来，发现有递质共存现象，即两种或两种以上的递质或调质可共存于同一神经元。递质共存的意义在于协调某些生理功能活动。神经递质可根据其存在部位的不同，分为外周神经递质与中枢神经递质。

1. 外周神经递质　包括自主神经和躯体运动神经末梢所释放的递质，主要有乙酰胆碱、去甲肾上腺素和肽类递质三类。

（1）乙酰胆碱：在自主神经系统中，全部交感和副交感神经的节前纤维、绝大部分副交感神经的节后纤维（除少数释放肽类或嘌呤类递质的纤维外），以及交感神经的小部分节后纤维（如支配汗腺及骨骼肌的舒血管纤维）都释放乙酰胆碱。躯体运动神经末梢释放的递质也是乙酰胆碱。凡释放乙酰胆碱作为递质的神经纤维称为胆碱能纤维。

（2）去甲肾上腺素：除上述交感胆碱能纤维外，大部分交感神经节后纤维释放的递质为去甲肾上腺素。凡释放去甲肾上腺素作为递质的神经纤维称为肾上腺素能纤维。

（3）肽类递质：自主神经的节后纤维除胆碱能纤维与肾上腺素能纤维外，近年来还发现释放其他递质的第三种纤维。目前大量实验证实，这类神经纤维属肽能纤维，其释放的递质为肽类化合物。肽能纤维广泛分布于外周神经组织、消化道、心血管、呼吸道、泌尿道和其他器官。

2. 中枢神经递质　在中枢神经系统内参与突触传递的化学递质称为中枢神经递质。它是中枢神经系统活动的关键环节。中枢神经递质比较复杂，种类很多，大致可归纳为以下五类。

（1）乙酰胆碱：胆碱能神经元在中枢神经系统中分布极为广泛，主要分布在脊髓前角运动神经元、脑干网状结构上行激动系统、丘脑后腹核内的特异性感觉投射系统、纹状体以及边缘系统的梨状区、杏仁核、海马等脑区。胆碱能神经元对中枢神经元的作用以兴奋为主。

（2）生物胺类：包括多巴胺、去甲肾上腺素、肾上腺素、5- 羟色胺和组胺，它们分别组成不同的递质系统。①多巴胺：多巴胺能神经元胞体主要位于中脑黑质，其脑内多巴胺递质系统的神经元主要分布在黑质 – 纹状体、中脑边缘系统以及结节 – 漏斗部分。其主要功能分别与调节肌紧张、躯体运动、情绪、精神活动以及内分泌活动有密切关系。②去甲肾上腺素：去甲肾上腺素递质系统比较集中，其神经元绝大多数分布在低位脑干，尤其是中脑网状结构、脑桥的蓝斑以及延髓网状结构的腹外侧部。去甲肾上腺素递质系统对睡眠与觉醒、学习与记忆、体温、情绪、摄食行为以及躯体运动与心血管活动等多种功能均有影响。③肾上腺素（E）：在中枢神经系统内，以 E 为递质的神经元，称为 E 能神经元。其胞体主要位于延髓和下丘脑，主要功能是参与血压与呼吸的调控。④ 5- 羟色胺（5-HT）：5-HT 递质系统也比较集中，其神经元胞体主要位于低位脑干的中缝核群内。中枢内的 5-HT 递质与睡眠、情绪、精神活动、内分泌活动、心血管活动以及体温调节有关。此外，它还是脑与脊髓内的一种痛觉调制递质。⑤组胺（H）：组胺能神经元胞体位于下丘脑后部结节乳头核区，其纤维分布到大脑皮层和脊髓等中枢系统广泛区域。该递质系统可能与觉醒、性行为、腺垂体分泌、饮水、痛觉调节等有关。

（3）氨基酸类：包括谷氨酸、门冬氨酸、甘氨酸、γ- 氨基丁酸（GABA）。前两者为兴奋性氨基酸，后两者为抑制性氨基酸。①兴奋性氨基酸：谷氨酸在脑和脊髓中含量很高，谷氨酸对所有中枢神经元都表现出明显的兴奋作用，因此有人认为它是神经系统中最基本的一类传递信息的神经递质。此外，谷氨酸还具有神经毒或兴奋毒作用。②抑制性氨基酸：甘氨酸为低位中枢如脊髓、脑干的抑制性递质，它可能对感觉和运动反射进行抑制性调控。GABA 主要分布在大脑皮层浅层、小脑皮层浦肯野细胞层、黑质、纹状体与脊髓。它对中枢神经元具有普遍的抑制作用。

（4）肽类：神经元释放的具有神经活性的肽类化学物质，称为神经肽。迄今为止，在中枢神经系统内陆续发现的神经肽有 100 多种。目前，已肯定为中枢肽类递质的主要有速激肽、阿片肽、下丘脑调节肽、神经垂体肽和脑 – 肠肽等，它们与感觉兴奋的传递、痛觉调制以及心血管活动调节等生理过程有关。

（5）气体分子：一氧化氮（NO）在神经系统中也起递质作用，在不同脑区中，NO 可通过改变突触前神经末梢的递质释放，从而调节突触功能。新的资料表明，一氧化碳（CO）也是气体信使分子，它们也起神经递质作用。

3. 递质的代谢　包括递质的合成、贮存、释放与失活等步骤。在神经递质中，研究较清楚的主要有以下几种。

（1）乙酰胆碱：乙酰胆碱是由胆碱与乙酰辅酶 A 经胆碱乙酰化酶（ChAT）催化作用下，在神经元的胞浆中合成的。乙酰胆碱合成后，被摄入突触小泡内贮存。关于乙酰胆碱突触释放的机制，一般认为，乙酰胆碱从小泡中以胞裂外排、量子式释放的方式进行。释放到突触间隙的乙酰胆碱与后膜相应受体结合发挥生理效应后，主要经胆碱酯酶（ChE）水解而失活。

（2）去甲肾上腺素：去甲肾上腺素的生物合成以酪氨酸为原料，在胞浆内经酪氨酸羟化酶的作用生成多巴，再经多巴脱羧酶的作用转变为多巴胺。多巴胺进入小泡后在多巴胺 β 羟化酶（DβH）的作用下合成去甲肾上腺素，贮存在小泡中。去甲肾上腺素释放的方式，一般认为，也是通过胞裂外排进行量子式的释放。神经末梢释放的 NE 递质在与相应受体结合而产生效应后，大部分被突触前膜重新摄取并贮存于小泡内以备再用；小部分在效应细胞经单胺氧化酶（MAO）与儿茶酚胺氧位甲基转移酶（COMT）破坏失活；另一小部分进入血液循环，在肝、肾中灭活。

（3）多巴胺和 5- 羟色胺：多巴胺的生物合成与 NE 合成的前两步完全一致，只是由于多巴胺能神经元的小泡内不含 DβH，故只能合成到多巴胺。5-HT 的合成以色氨酸为原料，在色氨酸羟化酶作用下生成 5- 羟色氨酸，然后在 5- 羟色胺酸脱羧酶作用下脱羧合成 5-HT，并被小泡摄取贮存在小泡内。多巴胺和 5-HT 的失活方式与去甲肾上腺素相似，也可被突触前膜重新摄取。

（二）受体

神经递质作为传递信息的第一信使，必须选择性地作用于突触后膜或效应器细胞膜上的受体才能发挥作用。一些与递质相类似的物质也可以与受体结合。能与受体发生特异性结合并产生相应生理效应的化学物质称为受体激动剂。若只发生特异性结合，而不产生生理效应的化学物质则称为受体阻断剂。

1. 胆碱能受体　胆碱能受体可根据其药理特性分为两大类，即毒蕈碱受体（M受体）和烟碱受体（N受体）。它们除与乙酰胆碱结合外，还可分别为毒蕈碱与烟碱所激动。这两种类型的受体还可进一步分为亚型。

（1）M受体：M受体广泛分布于绝大多数副交感节后纤维支配的效应器（少数肽能纤维支配的效应器除外），以及部分交感节后纤维支配的汗腺、骨骼肌的血管壁上。乙酰胆碱与M受体结合后，可产生一系列自主神经节后胆碱能纤维兴奋的效应，包括心脏活动的抑制、支气管与胃肠道平滑肌的收缩、膀胱逼尿肌和瞳孔括约肌的收缩、消化腺与汗腺的分泌，以及骨骼肌血管的舒张等，这种效应称为毒蕈碱样作用（M样作用）。阿托品是M受体的阻断剂。近年来，运用分子克隆技术已阐明M受体的5种亚型，分别命名为M_1、M_2、M_3、M_4与M_5受体。M_1受体在脑内含量颇丰，M_2受体主要分布于心脏，M_3和M_4受体存在于多种平滑肌上，M_4受体存在于胰腺腺泡和胰岛组织中，介导胰酶和胰岛素的分泌，M_5受体的情况不详。$M_1 \sim M_5$受体均为G蛋白耦联受体。

（2）N受体：N受体又分为N_1受体与N_2受体两种亚型，这两种受体实际上是一种N型乙酰胆碱门控通道。为了区别上述两种离子通道或受体，现将N_1受体称为神经元型N受体，它分布于中枢神经系统和自主神经节的突触后膜上，乙酰胆碱与之结合可引起节后神经元兴奋；将N_2受体称为肌肉型N受体，其分布在神经－骨骼肌接头的终板膜上，乙酰胆碱与之结合可使骨骼肌兴奋。乙酰胆碱与这两种受体结合所产生的效应称为烟碱样作用（N样作用）。六烃季铵主要阻断N_1受体的功能，十烃季铵主要阻断N_2受体的功能，而筒箭毒碱能同时阻断这两种受体的功能，从而拮抗乙酰胆碱的N样作用。

2. 肾上腺素能受体　肾上腺素能受体（adrenergic receptor，adrenoceptor）是机体内能与儿茶酚胺（catecholamine，CA）类物质（包括E、NE、异丙肾上腺素等）相结合的受体，可分为α型与β型两种。α受体又可分为α_1和α_2受体两个亚型，β受体则能分为β_1、β_2和β_3受体三个亚型。存在于不同部位不同类型的肾上腺素能受体产生的生物效应不同（表2-1）。

表2-1　肾上腺素能受体的分布及效应

	效应器	受体	效应
眼	虹膜辐射状肌	α_1	收缩（扩瞳）
	睫状体肌	β_2	舒张
心	窦房结	β_1	心率加快
	传导系统	β_1	传导加快
	心肌	α_1、β_1	收缩力加强
血管	冠状血管	α_1	收缩
		β_2（主要）	舒张
	皮肤黏膜血管	α_1	收缩

续表

	效应器	受体	效应
	骨骼肌血管	α₁	收缩
		β₂（主要）	舒张
	脑血管	α₁	收缩
	腔腹内脏血管	α₁（主要）	收缩
		β₂	舒张
	唾液腺血管	α₁	收缩
支气管平滑肌		β₂	舒张
胃肠	胃平滑肌	β₂	舒张
	小肠平滑肌	α₂	舒张（可能是胆碱纤维的突触前受体，调节乙酰胆碱的释放）
		β₂	舒张
	括约肌	α₁	收缩
膀胱	逼尿肌	β₂	舒张
	三角区和括约肌	α₁	收缩
子宫	平滑肌	α₁	收缩（有孕子宫）
子宫		β₂	舒张（无孕子宫）
竖毛肌		α₁	收缩
糖酵解代谢		β₂	增加
脂肪分解代谢		β₃	增加

（1）α 受体：一般认为 α₁ 受体分布于肾上腺素能神经所支配的效应器细胞膜上。在外周组织中，α₁ 受体主要分布于平滑肌，儿茶酚胺与之结合后产生的平滑肌效应主要是兴奋性的，包括血管收缩（尤其是皮肤、胃肠与肾脏等内脏血管）、子宫收缩和扩瞳肌收缩等。近年来发现心肌细胞膜也存在 α₁ 受体，它可介导儿茶酚胺的缓慢正性变力作用。α₂ 受体主要分布于肾上腺素能纤维末梢的突触前膜（见后述）。小肠也有 α₂ 受体分布，儿茶酚胺与之结合后产生抑制效应，使小肠平滑肌舒张。哌唑嗪（prazosin）为选择性 α₁ 受体阻断剂，它可阻断 α₁ 受体的兴奋效应，产生降压作用，也可用于慢性心功能不全的治疗；育亨宾（yohimbine）能选择性阻断 α₂ 受体；而酚妥拉明（phentolamine）可阻断 α₁ 与 α₂ 两种受体的作用。

（2）β 受体：β₁ 受体主要分布于心脏组织中，其作用是兴奋性的。在生理情况下，心脏的 β₁ 受体作用占优势，以至于掩盖了心脏 α₁ 受体的作用，只有在 β₁ 受体功能抑制时，α_1 受体对心脏功能活动的调节才显示出重要地位。β_2 受体主要分布在平滑肌上，其效应是抑制性的，包括支气管、胃肠道、子宫以及血管（冠状动脉、骨骼肌血管等）等平滑肌的舒张。β_1 受体阻断剂已广泛应用于临床，阿替洛尔为选择性 β_1 受体阻断剂，临床上可用于治疗高血压、缺血性心脏病及快速性心律失常等。丁氧胺为选择性 β_2 受体阻断剂。普萘洛尔是临床上常用的非选择性 β 受体阻断剂，它对 β_1 和 β_2 两种受体均有阻断作用。心动过速或心绞痛等心脏病患者应用普萘洛尔可降低心肌代谢与活动，达到治疗目的；但对伴有呼吸系统疾病的患者，应用后可引发支气管痉挛，应避免使用。β_3 受体主要分布于脂肪组织，与脂肪分解有关。应该明确的是，α 受体和 β 受体不仅对交感递质起反应，也可对血液中存在的儿茶酚胺类物质起反应，但它们对不同类型受体的结合能力有所不同。去甲肾上腺素对 α 受体作用强，对 β 受体作用弱；肾上腺素对 α 受体与 β 受体作用都强；异丙肾上腺素主要对 β 受体有强烈作用。

3. 突触前受体　受体不仅存在于突触后膜，也存在于突触前膜。分布在突触前膜上的受体称为突触前受体，它的主要作用是调节突触前神经末梢递质的释放量。例如，肾上腺素能纤维末梢的突触前膜上存在 α_2 受体和 β_2 受体。当突触前 α_2 受体被激活后，能反馈性地抑制神经末梢释放去甲肾上腺素递质；而当 β_2 受体被激活后，则引起去甲肾上腺素递质释放增多。通过这两种反馈，调节去甲肾上腺素的释放，可维持递质释放的动态平衡。

突触前受体可能发生功能障碍，也可能被某些药物作用而产生治疗效果，因此它与许多疾病的发生以及治疗有关。例如，有人认为高血压的发病可由于肾上腺素能神经末梢上 α_2 受体的功能低下，使 α_2 受体对去甲肾上腺素释放的负反馈作用减弱，去甲肾上腺素释放过多所致。故临床上使用 α_2 受体激动剂可乐定，可使肾上腺素能神经末梢释放的去甲肾上腺素减少，从而达到治疗高血压的目的。

4. 中枢内递质的受体　中枢神经递质很多，其相应的受体也很多。除胆碱能受体及肾上腺素能受体外，还有多巴胺受体、5-HT 受体、兴奋性氨基酸受体、抑制性氨基酸受体和阿片受体等。这些受体还可进一步分成许多亚型，各种受体也有其相应的阻断剂。中枢内受体系统的分布与效应十分复杂，许多问题尚待深入研究。

第三节　神经可塑性

认知神经研究认为，人类大脑的结构和功能比任何其他动物都要复杂，且受学习、训练以及经验等因素的影响，大脑皮层会出现结构的变化以及功能的重组，在人的一生中都在不断地发展变化，即大脑具有很大的可塑性。

大脑可塑性也被称为神经可塑性，它是个体的大脑在整个生命周期中所具有的持续改变的能力或特性。可从多个维度观察大脑的可塑性，在单细胞水平上是指突触可塑性，即神经元之间连接的变化；微观水平上是指个体神经元数量的改变；宏观上是大脑结构和功能的变化或大脑损伤后的自我修复。

一、突触可塑性

从突触可塑性来讲，0～3岁也是婴幼儿神经元突触增长的关键时期。神经元（图2-5）主要由树突和轴突组成。树突的作用就像天线，从其他神经元接收信息，然后在化学信使或神经递质的协助下，将信息从一个神经元的轴突通过突触（电–化学冲动）传递到另一个神经元的树突。在细胞之间承担着信息传递任务的连接结构称为突触，通常突触前神经元用来发送信号，突触后神经元用来接收信号。

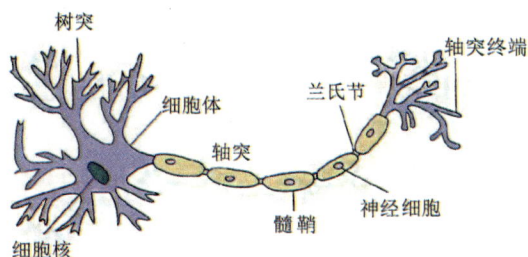

图 2-5　神经元结构

随着出生时间的推移，大脑内的神经元迅速伸展其轴突及树突，并在神经元与神经元之间形成细胞连接即突触，后者可在发育脑内进行广泛交流。出生后早期，脑内突触形成的数量远超过其成年后的数量，但仅有少量突触能在发育过程中保留下来并发挥相应功能，该过程称为"突触修剪"。生理情况下，幼儿脑内的突触数量急剧增加，远远超过了其成年时期脑内的突触数量。只有修剪掉部分功能"较弱"的突触后，其余突触才能持续接受更多的信息刺激，其功能也将变得更强大，只有经历了修剪重构过程，脑内才能形成更为精确的突触连接。因此，虽然婴幼儿突触的形成率比成人高，但是突触不加使用就会死亡和消失。

不同的突触由不同的神经递质调控。那些被频繁使用的突触会变成脑内神经通路的固定连接，而神经通路是个体与外界交互的基础。前一个神经元的轴突末梢和下一个神经元的树突进行信号传导，信息传送的多少、快慢与轴突末梢的分叉数目、树突的数目成正比。多次重复刺激可以产生脑神经细胞突触效能的长时程增强（LTP），两个相连的神经元 A → B，如果用电极高频率刺激 A 神经元，重复几次这样的操作后，突触后膜的 B 神经元产生的电位比原来增强 2～3 倍，并且这种增强效果能够维持几小时甚至几天。

一个人的智商、思维方式、大脑整合信息的能力就是以神经突触的丰富性、神经纤维的牢固性等综合体现的。

在大脑可塑的敏感期内，若有良性、丰富的环境信息刺激，可以改变神经元的大小、脑结构的总质量和突触的数目，增加神经元之间的有效连接和轴突髓鞘化的形成。在与环境接触的过程中，神经元在经验的刺激下，突触增多，使脑神经的连接网络更加丰富。研究表明，不玩耍的孩子或者很少被触摸的孩子的脑比正常同龄孩子的脑小 20%左右。树突和轴突末梢的分叉主要是在 13 岁以前就形成了基本固定的结构和数目，后天的努力只能改善很小的一部分。

二、神经元可塑性

（一）结构的可塑性

从神经元结构的可塑性来看，通过长时间的神经突触的连接与周而复始不断地建立新连接，这些不断重复的活动将使局部脑区的结构发生变化。例如一个从小生长在双语家庭环境的甲，在学习第二语言时，会直接在负责说母语的布洛卡区的结构内增生一个说第二语言的新结构，因此学习语言进步较快，而且两种语言都能融会贯通；另外一个是从小生长在单语家庭的乙，成年后决定再学习第二种语言，在学习第二语言时，会在原来说母语的布洛卡区旁边试图再生长另一个说第二种语言的布洛卡区，因此学习的速度较慢而且难度也较高。所以学习语言从小做起，可以提高学习的功效。

（二）功能的可塑性

神经元功能的可塑性也可以理解为神经元功能的重组，这是一种适应机制，作为补偿失去的感觉或功能以及当发生脑损伤时可以优化剩余脑功能的特性。例如，一位天生就眼盲的人，照理说大脑的视觉皮质应该没有什么作用，但是研究人员利用核磁共振成像技术发现，当眼盲者在进行触觉点字阅读时部分视觉皮质被激活，表示眼盲者的视觉皮质也能被触觉所运用。同样的情形也发生在失聪者身上。当失聪者在进行视觉活动时，部分听觉皮质也能被激活，这就是为什么失去某个感觉功能的人，其他正常感觉功能会比一般人还要敏锐的原因。

大脑神经元的可塑性受限于敏感期，个体各个感官系统虽然能敏感又灵活地根据外界信息来调整自己的功能，但是许多可塑的改变在过了关键期之后都不再可逆。因此，针对大脑可塑性的特点，孩子应在大脑敏感期内做好发展引导，最终使神经网络连接得更丰富，"生长"得更粗壮。

第四节　神经系统的功能

一、神经系统的感觉分析功能

感觉是脑的重要功能。感受器将机体内、外环境中的各种变化信息转换为生物电，并以神经冲动的形式经各自的神经通路传向各级中枢。在中枢内逐级向上传递，并对传入信息不断地进行分析、整合，有的信息引起各种反射活动，有的则产生感觉或意识。

二、神经系统对躯体运动的调节

运动是行为的基础。运动可分为反射运动、节律性运动以及随意运动，这些运动都是以骨骼肌的收缩作为基础。在运动过程中，骨骼肌的收缩活动，不同肌群之间的相互配合，均有赖于神经系统的调节。调节躯体运动的神经结构从低级到高级可分为脊髓、脑干下行系统和大脑皮层运动区三个水平，此外也接受小脑和基底神经节的调节。

三、神经系统对内脏活动的调节

在一般情况下，调节内脏活动的神经系统不受意识的控制，故称为自主神经系统。自主神经系统分为中枢和外周两部分。中枢部分包括从脊髓到大脑的有关神经结构。外周部分包括传入神经和传出神经，但习惯上仅指支配内脏器官的传出神经，并将其分为交感神经和副交感神经两部分。近年来的研究表明，分布于消化道管壁神经丛内的神经元具有独立的自主反射功能，它们构成一种相对独立的肠神经系统，成为自主神经系统的第三大支系。因此可将自主神经系统分为交感、副交感与肠神经系统三个部分。自主神经系统功能在于调节心肌、平滑肌和腺体（消化腺、汗腺、部分内分泌腺）的活动，以维持内环境的相对稳定，并支持躯体行为方面的活动。

第五节　婴幼儿神经系统的发育特点

一、神经系统发育

在婴幼儿生长发育过程中，神经系统发育最早，发育速度也最快。婴幼儿出生时大脑的外观已与成人相似，有主要沟回，但皮质较薄，沟裂较浅。新生儿神经细胞数目已与成人相同，但其树突与轴突少而短。此后神经细胞体积增大，树突增多、加长，以及神经鞘髓形成与发育成熟。3岁时神经细胞分化基本完成，8岁时接近成人。婴幼儿出生时大脑皮质下中枢如丘脑、苍白球等发育已较成熟，新生儿的活动主要由皮质下系统调节；以后脑实质逐渐增长成熟，转变为主要由大脑皮层调节。脑干在出生时已发育较好，呼吸、循环、吞咽等维持生命的中枢功能已发育成熟。脊髓在出生时已具备功能，重2～6g。小脑在胎儿期发育较差，出生后6个月达生长高峰，出生后15个月小脑大小已接近成人。

（一）脑功能的发育

在生命早期，即从受精卵形成到出生后2年，大脑生长迅速，功能发育也随之产生。婴儿出生时脑重可达成人的25%左右，此时发育相对完善的区域是脑的低级中枢（皮质下中枢），这些中枢控制着新生儿的反射、觉醒和其他生命必需的功能，如呼吸、消化和排泄。这些结构周围是脑皮质的各个脑区，与自主性身体运动、感觉、学习、思维、言语产生等高级智力活动有关。初级运动区、初级感觉区是大脑最先发育成熟的部位，前者控制挥动胳膊等简单运动，后者控制视、听、味和嗅等感觉过程。婴儿出生时这些感觉、运动区域功能良好，故新生儿能够对外界刺激做出反应，具有感知运动能力。6个月时，初级运动区已经发展到能够引导婴儿大部分活动的水平，如抓握反射、巴宾斯基反射等先天反射将消失，这说明随着年龄增长，大脑皮质逐渐发育成熟，出现对皮层下中枢的抑制作用。小脑主要调节躯体运动,与维持身体平衡和协调动作密切相关。6岁时,小脑发育至成人水平。

(二) 髓鞘的发育

髓鞘是套在神经纤维表面的膜鞘,髓鞘的形成保证了神经兴奋沿着一定的路线迅速传导而不会发生偏离,这是脑内部成熟的重要标志。

对于新生儿来说,许多神经纤维表面并无髓鞘包裹,随着年龄的增长,神经纤维开始髓鞘化。一般来说,髓鞘化的先后顺序为:婴儿出生后2～3个月,感觉神经和运动神经先后开始髓鞘化;5个月到4岁期间,锥体系神经纤维逐渐完成髓鞘化;到6岁左右,儿童大脑半球神经传导通路完成了髓鞘化,儿童对刺激的反应日益迅速、准确,条件反射的形成也比较稳定。而在神经纤维髓鞘化未完成之前,小儿常有一些笼统的动作,如触动新生儿的肢体,可引起其全身不规则的运动。

(三) 小脑的发育

相对于神经系统其他组成部分而言,新生儿的小脑发育水平较低。而到3岁时,小脑基本发育完善,此时婴幼儿可以维持身体平衡和加强动作的准确性,从而学会更精细的动作。

(四) 脊髓、脑干的发育

脊髓的发育在出生时相对较成熟,其发育与运动功能进展平行,随年龄的增加而增重、加长。由于脊髓与脊柱的增长速度不平衡,出生时脊髓末端位于第2腰椎下缘,4岁时上移至第1腰椎,故婴幼儿腰椎穿刺位置宜低,以4～5腰椎间隙为宜,4岁后与成人相同。

出生时脊髓、脑干已基本发育完善,保证了呼吸、循环、消化、排泄等重要生命活动的进行。

二、神经反射

(一) 条件反射

条件反射是人出生以后在生活过程中逐渐形成的后天性反射,是在非条件反射的基础上,经过一定的过程,在大脑皮层参与下完成的,是高级神经活动的基本方式。例如,多次吃过梅子的人,当他看到梅子的时候也会流口水。这就是他在曾经吃过梅子流口水的基础上完成的,因此是条件反射。

(二) 非条件反射

通过对新生儿的观察,我们通常能够发现如果用手指触碰其嘴角时,他们会转头张口进行寻找,用嘴衔住并进行吮吸,这是其生来就有的觅食反射和吸吮反射。其他在出生时即存在的反射，如放手指在新生儿手掌上时，会被牢牢抓住（抓握反射）；醒着的时候，突然有强光照射，会迅速闭上眼睛（眨眼反射）；把不满 6 个月的婴儿俯卧放在水里，会表现出协调很好的不随意游泳动作（游泳反射）。这些都是出生之后就已经具备对环境中一些刺激做出适宜反应的能力，也就是非条件反射，能够帮助其适应环境和保护自身。

　　婴儿的学习能力在妈妈肚子里便已开始。当婴儿长到 3～4 个月后，发现哭就会有人喂奶，就会慢慢学习用行为表现来表达需求，因此觅食反射将慢慢消失。而诸如抓握反射、游泳反射、吸吮反射等非条件反射对新生儿之后的发展没有生物学意义，会在出生后一定时间内自行消退，当神经系统发生病理改变时，这些反射存在与消失的时间也将发生变化。

　　出生时并不存在，而以后逐渐出现并不消失的反射如立直反射和平衡反应，对于维持身体重心，保持平衡具有重要作用。这些反射相互影响，是婴幼儿站立行走和生长发育的重要条件。

三、兴奋活动

　　3 岁以下的小儿，高级神经活动的抑制过程不够完善，兴奋过程强于抑制过程，常表现为容易激动，自控能力较差。例如，让小儿去干一件他感兴趣的事，他乐于接受，而让他停止干一件感兴趣的事，则比较困难。另外，由于小儿的兴奋（注意力）不易集中，而易扩散，所以小儿往往静坐时间一长，就会做小动作并很快陷入疲劳。3 岁以后，大脑皮层兴奋和抑制的过程有所加强，学习和活动能力也相应提高。与学龄儿童相比，婴幼儿大脑的兴奋和抑制能力（特别是抑制能力）还是非常弱的。

思考题

1. 神经元的功能是什么？

2. 婴幼儿神经系统发育有什么特点？

第三章　婴幼儿骨骼运动系统

【学习目标】

知识目标：

1. 掌握婴幼儿骨骼运动系统的组成；掌握骨的形态、结构、生长发育方式；掌握婴幼儿运动发育的特点。

2. 熟悉骨骼肌的结构特征。

3. 了解骨骼肌的工作机制。

能力目标：

能够根据所学知识评估婴幼儿的骨骼健康状况。

素质目标：

具备探索性思维，根据所学骨骼相关理论知识，敢于提出问题并积极探究。

运动系统包括骨、骨连结、骨骼肌。其中，骨和骨连结构成人体支架，称为骨骼。而骨骼肌则跨过关节，附着在关节两端的骨面上，肌肉收缩牵动骨产生运动，形成各种姿势。运动系统具有运动、支持（人体形态）、保护（内脏器官）等功能。

第一节　骨骼运动系统的组成及生理功能

一、骨

（一）骨的形态

1. 长骨　有一体两端，体内有骨髓腔，多分布于四肢。

2. 短骨　多分布于躯干、四肢远端。

3. 扁骨　多分布于躯干、颅骨等处。

4. 不规则骨　多分布于躯干、颅骨等处。

（二）骨的结构

骨的结构包括骨膜、骨质和骨髓（图 3-1）。骨膜由纤维结缔组织构成，含有丰富的神经和血管，对骨的营养、再生和感觉有重要作用。骨膜可分为内外两层，外层致密有许多胶原纤维束穿入骨质，使之固着于骨面。

内层疏松，有成骨细胞和破骨细胞，分别具有产生新骨质和破坏骨质的功能，幼年期功能非常活跃，直接参与骨的生成；成年时转为静止状态，但是骨一旦发生损伤，如骨折，骨膜又重新恢复功能，参与骨折端的修复愈合。

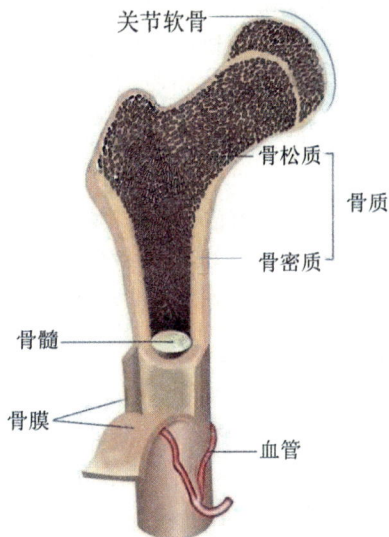

图 3-1　骨的结构

（三）骨的生长发育方式

1. 膜内成骨　这种方式是先由间充质分化成为胚性结缔组织膜，然后在此膜内成骨。人体的顶骨、额骨和锁骨等即以此种方式发生。膜内成骨的具体的过程是：在将要形成骨的部位，血管增生，营养及氧供丰富；间充质细胞渐密集并分裂分化为骨原细胞，其中部分骨原细胞增大，成为成骨细胞；成骨细胞分泌类骨质，并被包埋其中，成为骨细胞；继而类骨质钙化成骨基质，形成最早出现的骨组织。

2. 软骨内成骨　胎儿的大多数骨，如四肢骨、躯干骨及颅底骨等，均主要以软骨内成骨的方式发生。这种骨发生既包括与膜内成骨相似的发生过程，又包括软骨的持续生长与退化，以及软骨组织不断被骨组织取代的特有发生过程，而且其发生、生长的情况远较膜内成骨复杂。以长骨为例，长骨的生长包括长长和长粗两个过程。其中长粗是以膜内成骨的方式进行的，骨外膜内层的成骨细胞不断产生骨胶原，同时无机盐不断沉积并钙化，使骨干不断增粗。而骨内膜中的破骨细胞则使骨髓腔扩大，使骨体增粗且保持一定的厚度。长骨的长长则依靠软骨内成骨来实现。在未成年期，长骨的骨干与骨骺之间有一层软骨板，叫骺软骨。骺软骨不断地产生，又不断地骨化，使骨体不断地增长，当骺软骨完全骨化后，骨的长长则停止。

二、骨连结

骨与骨之间借纤维结缔组织、软骨或骨组织相连，形成骨连结。其分为直接连结和间接连结两类。

　　直接连结是骨与骨之间借纤维结缔组织、软骨或骨组织相连，比较牢固，一般无活动性。这种连结又分为骨性连结、软骨性连结和韧带连结三类。骨性连结是相邻的骨之间直接由骨组织连接起来，如耻骨、坐骨之间的连结。软骨性连结是相邻的骨之间直接由软骨组织连接起来。韧带连结是相邻之间直接由结缔组织韧带连接起来。

　　骨的间接连结即关节。其在结构上的特点是骨与骨之间有空隙，在关节面以外有纤维结缔组织膜相连，因而能做较广泛的活动。关节是人体骨连结的主要形式。关节起着枢纽的作用，成为杠杆装置的支点。

　　关节的基本结构（图 3-2）包括关节面、关节囊和关节腔。关节面是相关两骨的接触面，一般为一凹一凸，表面覆以关节软骨。关节囊由结缔组织构成，附着于关节面的周缘及其附近的骨面上，封闭关节腔，分内、外两层。外层为纤维膜，富含血管和神经。内层为滑膜，紧贴于纤维膜的内面，附着于关节软骨的周缘，呈淡红色，薄而光滑，富含血管、淋巴管和神经，并分泌滑液。滑液为一种透明的蛋白样液体，有利于关节软骨和半月板等的正常代谢，同时还起到减轻摩擦和保护关节面的作用。关节腔是由关节囊的滑膜和关节软骨共同围成的密闭间隙。腔内仅含少量的滑液。关节腔内为负压，有利于关节的运动，且对关节的稳固性有一定作用。

　　关节的辅助结构包括韧带、关节盘、关节唇、滑膜囊和滑膜襞等结构。韧带由致密结缔组织构成，可加强关节的稳定性，并且对关节的运动有限定作用。关节盘是位于两关节面之间的纤维软骨板，可使两关节面更为适合，减少冲击和震荡，有增加运动形式和扩大运动范围的作用。关节唇是附着于关节窝周缘的纤维软骨环，有加深关节窝、增强关节稳固性的作用。

　　关节的运动与关节面的形态密切相关，其运动形式基本上可分为屈和伸、收和展、旋转、环转等运动。骨骼即以关节为轴心，在肌肉的牵动下做出屈、伸、内收、外展、旋转、环转等各种活动。

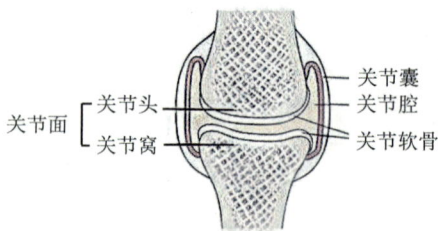

关节面 { 关节头　关节窝　关节囊　关节腔　关节软骨

图 3-2　关节的基本结构

三、骨骼肌

（一）骨骼肌的构成及分类

　　人体的骨骼肌一般都由中间的肌腹和两端的肌腱构成。肌腹主要由横纹肌纤维束组成，色红，柔软，有收缩能力。肌腱主要由平行的胶原纤维束构成，色白，较坚韧，无收缩能力。肌的外形多种多样，大致可分为长肌、短肌、扁（阔）肌和轮匝肌四种。骨骼肌通常以两端附着于两块或两块以上的骨，中间跨过一个或多个关节，肌收缩时，两骨彼此接近，关节产生运动。根据分布部位，全身各部肌可分为躯干肌、头颈肌和四肢肌。

（二）骨骼肌作为横纹肌的生理特点

人体的肌肉组织可根据其结构和收缩特点的不同分为骨骼肌、心肌和平滑肌。其中骨骼肌和心肌在光学显微镜下显现明暗交替的横纹，又称为横纹肌。骨骼肌作为横纹肌，其生理特点如下。

1. 横纹肌细胞的结构特征 横纹肌细胞含有大量的肌原纤维和高度发达的肌管系统，这些结构在排列上是高度规则有序的。

每个肌细胞都含有上千条直径为 1.5μm 左右，沿细胞长轴走行的肌原纤维。在光学显微镜下可见每条肌原纤维的全长都呈现规则的明、暗交替，分别称为明带和暗带。平行的各肌原纤维，明带和暗带又都分布在同一水平上，这就使骨骼肌和心肌细胞呈现横纹的外观，故又称横纹肌（图 3-3）。暗带的长度比较固定，在暗带中央有一段相对透明的区域，称为 H 带，它的长度随肌肉所处状态的不同而有变化。在 H 带中央又有一条横向的暗线，称为 M 线。明带的长度是可变的，它在肌肉舒张时较长，并且在一定的范围内可因肌肉受被动牵引而变长，在肌肉收缩、缩短时随之变短。明带中央也有一条横向的暗线，称为 Z 线（图 3-4）。肌原纤维上相邻的两条 Z 线之间的区域是肌肉收缩和舒张的最基本单位，称为肌节。包绕在每一条肌原纤维周围的膜性囊管状结构称为肌管系统。

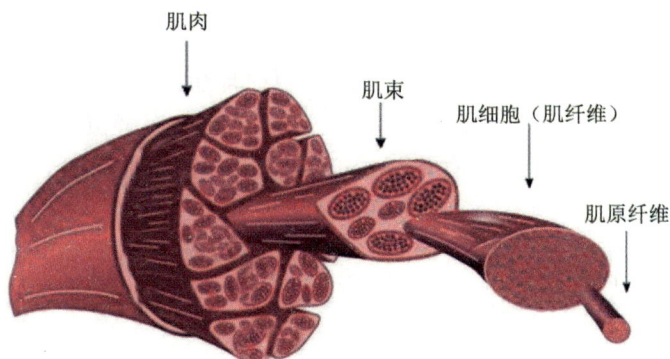

图 3-3 横纹肌

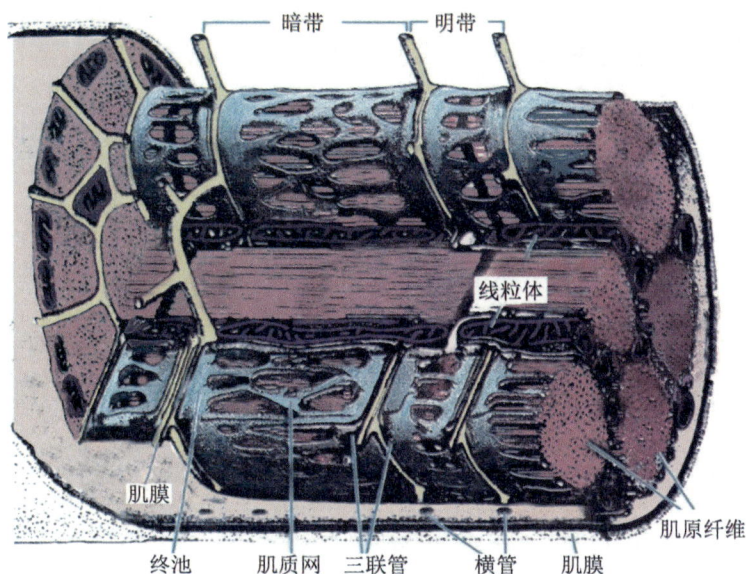

图 3-4 骨骼肌细胞的肌原纤维和肌管系统

2. 横纹肌细胞的作用机制

（1）收缩机制：在光镜下观察到，横纹肌收缩时肌肉缩短，暗带宽度不变，只有明带和 H 带相应变窄，表明横纹肌的收缩并非构成肌原纤维的粗肌丝或细肌丝缩短所致。横纹肌的收缩机制一般采用肌丝滑行理论解释，即肌肉的缩短和伸长系粗肌丝与细肌丝在肌节内发生相互滑行所致，而粗肌丝和细肌丝本身的长度均不改变。

1）肌丝的结构：粗肌丝由肌球蛋白（亦称肌凝蛋白）分子组成，它们在粗肌丝中呈独特的有规则的排列。一条粗肌丝大约含有 200 个肌球蛋白分子，每个分子长150nm，呈长杆状，其一端有膨大呈球形的头部。每个分子由 6 条肽链构成，包括一对重链和两对轻链。两条重链的尾部相互缠绕形成肌球蛋白的杆状部分，都朝向 M 线聚合成束，形成粗肌丝的主干；两条重链的末端分别结合一对轻链，构成头部，球形的头部连同与它相连的一小段称作"桥臂"的杆状部分一起从肌丝中向外伸出，形成横桥（图 3-5B）。横桥有规则地裸露在 M 线两侧粗肌丝主干的表面。当肌肉安静时，横桥与主干的方向相垂直，由粗肌丝表面凸出约 6nm，其分布位置也严格有序，即每个横桥都能分别同环绕它们的 6 条细肌丝相对，有利于横桥之间的相互作用。横桥有两个主要特性：一是在一定条件下可以和细肌丝上的肌动蛋白分子呈可逆性地结合，同时出现横桥向 M 线方向扭动；二是具有 ATP 酶的活性，可分解 ATP 获得能量，作为横桥扭动和做功的能量来源。细肌丝由肌动蛋白、原肌球蛋白和肌钙蛋白 3 种蛋白分子组成。其中肌动蛋白（亦称肌纤蛋白）占 60%，它与肌丝滑行有直接关系，故和肌球蛋白一同被称为收缩蛋白。肌动蛋白分子单体呈球状，在细肌丝中聚合成两条链并相互缠绕成螺旋状，成为细肌丝的主干（图 3-5C），在主干上存在能与粗肌丝的横桥相结合的位点。细肌丝中另外两种蛋白分子，即原肌球蛋白和肌钙蛋白，不直接参与肌丝滑行，但可影响和控制收缩蛋白之间的相互作用，故称为调节蛋白。原肌球蛋白分子呈长杆状，由两条肽链缠绕成双螺旋结构，在细肌丝中和肌动蛋白双螺旋并行。肌钙蛋白（亦称原宁蛋白）分子呈球形，含有 3 个亚单位，即 TnT、TnC 及 TnI，以一定的间隔出现在原肌球蛋白的双螺旋结构上。静息时，肌钙蛋白的 TnT、TnI 分别与原肌球蛋白和肌动蛋白紧密相连，使原肌球蛋白保持在遮盖肌动蛋白上横桥的结合位点的位置，对两者的结合起阻碍作用。TnC 具有 Ca^{2+} 的结合位点，每分子 TnC 可结合 4 个 Ca^{2+}。

2）肌丝滑行的过程：根据上述粗、细肌丝的分子结构和功能特点，目前公认的肌丝相互滑行的基本过程为：当胞浆中 Ca^{2+} 浓度升高时，Ca^{2+} 迅速与 TnC 结合，引起肌钙蛋白构型改变，3 个亚单位间的连接由松散状态变得坚固，导致 TnI 与肌动蛋白的结合减弱和原肌球蛋白向肌动蛋白双螺旋沟槽的深部移动，肌动蛋白分子上能与肌球蛋白横桥结合的位点暴露（图 3-5D）。横桥与肌动蛋白结合后，ATP 酶被激活，水解 ATP 而释放出能量，引起横桥扭动，牵引肌动蛋白丝向 M 线方向移动。ATP 分解后，原来的横桥复位，并迅速与肌动蛋白分离。在 ATP 不断补充的情况下，横桥又重新和细肌丝的下一位点结合，重复上述的反应，如此周而复始，依次将细肌丝向 M 线方向牵拉。横桥与肌动蛋白结合、扭动、复位的过程称为横桥周期。横桥的这种循环在一个肌节以至于整个肌肉中都是非同步进行的，这样才可能使肌肉产生恒定的张力和连续的缩短。在一定肌节长度内，细肌丝滑动距离越大，肌张力也越大。活动的横桥数目愈多，肌张力和缩短的距离愈大。能参与循环的横桥数目以及横桥循环活动的进行速率，是决定肌肉缩短程度、缩短速度以及所产生张力的关键因素。当 Ca^{2+} 浓度下降到临界阈值（$10^{7}mol/L$）以下时，Ca^{2+} 与肌钙蛋白脱离，肌钙蛋白的 TnI 亚单位又重新与肌动蛋白连接，原肌球蛋白也恢复到原来位置，在肌肉弹性的被动牵引下，肌丝复位，肌肉松弛。

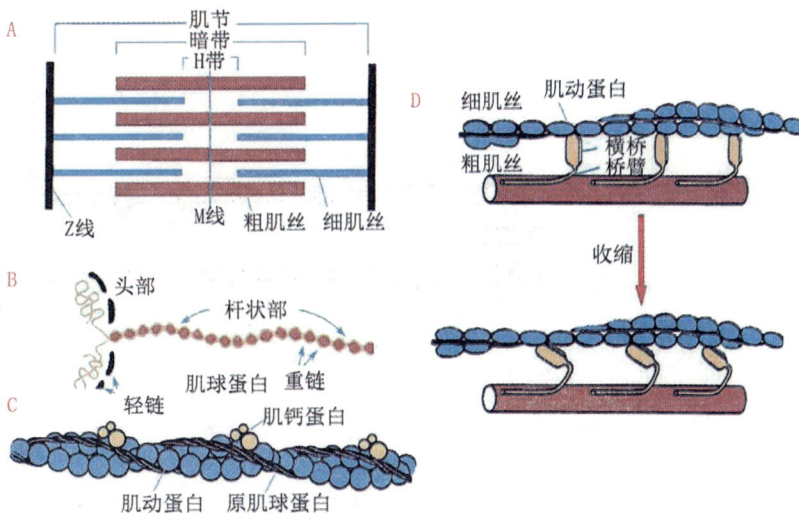

A. 肌节的组成；B. 肌球蛋白的分子组成；C. 细肌丝的构成；D. 横桥扭动
图 3-5　横纹肌的肌丝结构和肌丝滑行示意图

（2）兴奋－收缩耦联：当肌细胞发生兴奋时，首先在肌膜上出现动作电位，然后才发生肌丝滑行、肌节缩短、肌细胞的收缩反应。这种将以膜的电变化为特征的兴奋和以肌丝滑行为基础的收缩联系起来的中介过程称为兴奋－收缩耦联。

目前认为，其基本过程包括：①肌膜上的动作电位通过横管系统向肌细胞的深处传导，激活肌膜和横管膜上的 L 型钙通道。②激活的 L 型钙通道通过变构作用（骨骼肌）或内流的 Ca^{2+}（心肌）激活终池膜上的钙释放通道，通道开放，Ca^{2+} 释放入胞浆，使胞浆内的 Ca^{2+} 浓度从安静时的低于 $10^7 mol/L$ 升高至 $10^5 mol/L$。③胞浆内 Ca^{2+} 浓度的升高启动肌丝滑行过程，肌肉收缩。④胞浆内 Ca^{2+} 浓度升高的同时激活纵管膜上的钙泵，将胞浆的 Ca^{2+} 回收入肌质网，使得胞浆 Ca^{2+} 浓度降低，肌肉即舒张（图 3-6）。

骨骼肌细胞收缩时，胞浆内增加的 Ca^{2+} 几乎 100% 来自肌质网释放；而在心肌，由肌质网释放的 Ca^{2+} 占 80%～90%，经 L 型钙通道内流的 Ca^{2+} 占 10%～20%。两者释放 Ca^{2+} 的机制不同。骨骼肌横管膜上的 L 型钙通道可能对终池膜的钙释放通道的开口起堵塞作用，表现为肽链结构正好两两相对。在骨骼肌兴奋时，横管膜的去极化激活膜上的 L 型钙通道发生变构，消除对终池膜上钙释放通道的堵塞，使终池中的 Ca^{2+} 大量进入胞浆。但在心肌，当去极化使 L 型钙通道激活时，内流的 Ca^{2+} 激活终池膜上钙释放通道，再引起终池内 Ca^{2+} 的释放。也就是说，心肌细胞肌质网释放 Ca^{2+} 依赖于细胞外内流的 Ca^{2+} 触发；在无 Ca^{2+} 溶液中，动作电位不能引起心肌细胞收缩。这种经 L 型钙通道内流的 Ca^{2+} 触发肌质网释放 Ca^{2+} 的过程，称为钙触发钙离子释放。

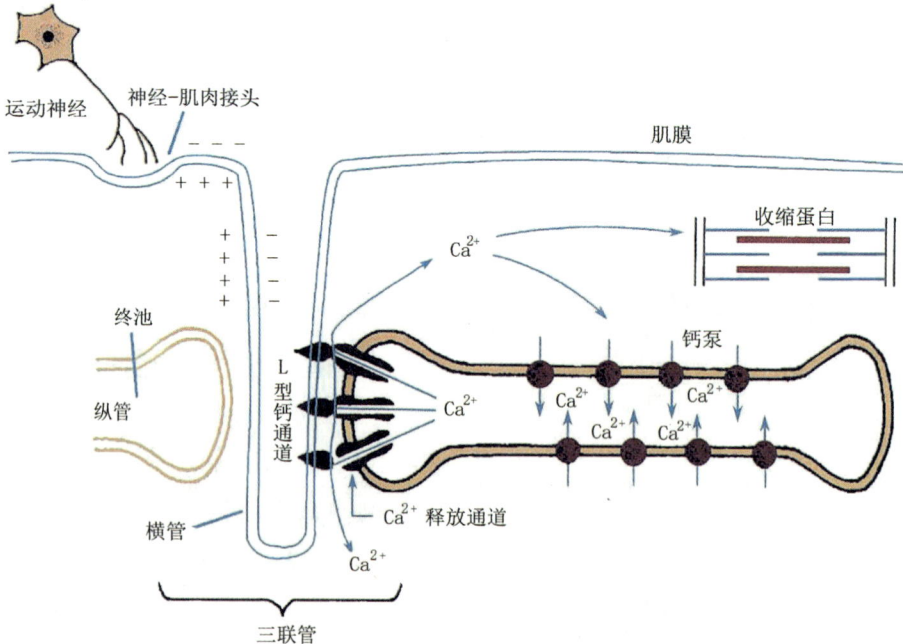

图 3-6　骨骼肌的兴奋－收缩耦联示意图

骨骼肌收缩后，胞浆中的 Ca^{2+} 几乎全部被肌质网膜中的钙泵回收。在心肌，大部分 Ca^{2+} 被肌质网的钙泵回收，还有一部分依赖于肌膜上的 Na^+–Ca^{2+} 交换体和钙泵排出胞外。

附：平滑肌

平滑肌是构成气道、消化道、血管、泌尿生殖器等器官的主要组织成分，这些器官不仅依赖平滑肌的紧张性收缩来对抗重力或外加负荷，保持器官的正常形态，而且借助于平滑肌收缩实现其运动功能。

（一）平滑肌细胞的结构特征

平滑肌细胞呈长梭形，长 $40 \sim 60\mu m$，中间部最大直径为 $2 \sim 10\mu m$，细胞内充满肌丝。细肌丝数量明显多于粗肌丝，二者数量之比高达 $10:1 \sim 15:1$（骨骼肌为 $2:1$），没有肌原纤维和肌节结构，故细胞没有横纹，但粗、细肌丝保持相互平行、有序地排列，走行大致与细胞长轴一致。平滑肌细胞内没有 Z 线，代之以胞质中的致密体和胞膜内表面的致密区（图 3-7），它们是细肌丝的锚定点和传递张力的结构。胞内还有一种直径介于粗、细肌丝之间的中间丝，连接致密体和致密区，形成细胞的结构网架。

平滑肌的肌膜没有向内凹入的横管，而是形成一些纵向走行的袋状凹入，使肌膜表面积增大。由于横管系统的缺乏，肌膜上的动作电位不能迅速传播到细胞深部，这可能是平滑肌收缩缓慢的原因之一。平滑肌细胞的肌质网不发达，在肌质网膜上存在两种钙释放通道，即对三磷酸肌醇（IP_3）敏感的 IP_3 受体和对 Ca^{2+} 敏感的受体；此外，兴奋 - 收缩耦联期间增加的 Ca^{2+} 有相当多的部分来自细胞外，经肌膜上钙通道流入，因而平滑肌的收缩对细胞外 Ca^{2+} 依赖性很大。

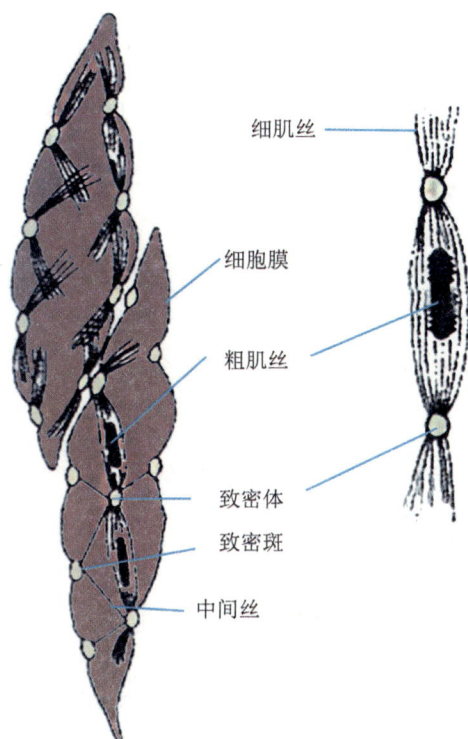

图 3-7 平滑肌细胞的结构示意图

（二）平滑肌细胞的收缩功能

1. 收缩的启动因素　平滑肌细胞中发动收缩的 Ca^{2+} 来源主要有三个：①经因动作电位去极化而开放的电压门控的 Ca^{2+} 通道由细胞外内流而来。②经配体门控的 Ca^{2+} 通道由细胞外内流而来，这类通道可由激素或神经递质 – 膜受体 –G 蛋白途径激活。③激素或神经激素 – 膜受体 –G 蛋白 – 磷脂酶 C–IP_3 的信号途径促使肌质网中的 Ca^{2+} 释放。

2. 平滑肌细胞兴奋 – 收缩耦联特点　当胞内 Ca^{2+} 增加时，Ca^{2+} 不是与肌钙蛋白结合，而是与钙蛋白结合成复合物，使肌球蛋白轻链激酶（myosin light chain kinase，MLCK）活化，活化的 MLCK 使肌球蛋白发生磷酸化，进而与细肌丝结合产生收缩；当胞内 Ca^{2+} 减少时，肌球蛋白被肌球蛋白轻链磷酸酶（myosin light chain phosphatase，MLCP）去磷酸化，与横桥解离，致肌肉舒张。但即使是去磷酸化的肌球蛋白，其也能与肌动蛋白发生一定的反应，形成不同于横桥的锁桥，从而保持平滑肌一定水平的张力，这与平滑肌的特殊功能相适应。

（三）平滑肌的分类

根据肌细胞之间的相互关系和功能活动特征，通常将平滑肌分为单个单位平滑肌和多个单位平滑肌两类，许多平滑肌的特性介于这二者之间。

单个单位平滑肌主要包括小血管、消化道、输尿管和子宫的平滑肌。这类肌肉中所有的肌细胞作为一个单位对刺激发生反应，功能活动的形式类似于合胞体。其原因是细胞间存在有大量的缝隙连接，使电信号在细胞间迅速传递。这类肌细胞中有少数细胞具有自动产生节律性兴奋的能力，即自动节律性，可发动整个肌肉的电活动和机械收缩活动。因此，外来神经冲动并不是发动这类平滑肌收缩的必要条件，而只能改变其兴奋性及调节收缩强度和频率。单个单位平滑肌的另一特征是机械牵张刺激可引发肌肉的收缩效应。这是由于肌膜上机械门控钙通道开放后，Ca^{2+} 内流使膜去极化，引发兴奋和收缩。

多个单位平滑肌主要包括呼吸道和大血管的平滑肌、睫状肌、虹膜肌和竖毛肌等。肌细胞间的缝隙连接很少，因此每个肌细胞的活动都是彼此独立的。它们一般没有自律性，肌细胞活动完全受支配它们的自主神经控制，收缩强度取决于被激活的肌纤维数量和神经冲动的频率。牵张刺激通常不能引起该类平滑肌发生收缩反应。

第二节　婴幼儿运动系统的特点

一、婴幼儿骨的特点

骨的化学成分包括有机质和无机质。有机质主要是骨胶原纤维，使骨具有韧性和弹性；无机质主要是钙盐，使骨具有脆性并坚硬。与成人相比，婴幼儿骨的有机质含量相对较多，无机质较少，因此其骨的韧性较大，不易骨折，但易弯曲变形。另外，骨较短较细，各骨的骨化均按照一定的时间顺序表循序渐进地进行。比如，1 岁小儿骨化的部位多集中在肩、手、腿、足骨等处。从 2 岁起相继出现了新的骨化区，如肩、肘、手、腿、膝、足骨等处，每年都有新的骨化区出现，与老的骨化区共同生长。

二、婴幼儿肌肉的特点

婴幼儿肌纤维较细，间质组织较多。生后肌肉重量的增长主要靠肌纤维的加粗，而非肌纤维数目的增加。新生儿肌肉发育较差，其总重量只占体重的 23.5%。以后，肌肉重量的增长较其他器官快得多。健康成人的肌肉重量达体重的 41.8%，几乎是婴幼儿肌肉与体重之比的 2 倍。

新生儿期及婴儿期前几个月时，四肢往往呈屈曲状，这是由于婴儿肌肉紧张度较高，尤以四肢的屈肌最为显著。婴幼儿的肌力随年龄的增长而显著增强。

婴幼儿肌肉较成人柔软，肌肉收缩力差，易疲劳和损伤，但由于婴幼儿新陈代谢旺盛，氧气供应充足，因此疲劳消除也快。婴幼儿各肌肉群的发育也是不平衡的，上、下肢的大肌肉群发育较早，但手部的细小肌肉群发育较迟，因此所做的动作不够精确。

所以根据婴幼儿肌肉发育的特点，应利用一切机会来发展婴幼儿的自主与被动运动，给予适合其年龄的玩具，利用走圈、围栏、游戏和体育活动，帮助肌肉正常发育。另外，蛋白质营养与肌肉发育有直接关系。

思考题

1. 骨有哪几种形态？
2. 婴幼儿骨骼、肌肉有什么特点？
3. 何谓兴奋 - 收缩耦联？骨骼肌的兴奋 - 收缩耦联包含哪些主要环节？
4. 请思考：为什么 3～4 岁的幼儿，路虽然走得很稳，但拿筷子或握笔画一条直线就显得很吃力，而且直线也不容易画直呢？

第四章　婴幼儿消化系统

【学习目标】

知识目标：

1. 掌握婴幼儿消化系统的组成；掌握婴幼儿口腔、咽、食管等的结构特点；掌握婴幼儿消化、吸收的生理特点。

2. 熟悉各类消化液的成分及作用。

3. 了解消化、吸收的工作机制。

能力目标：

能根据所学知识判断婴幼儿胃肠道发育是否正常；能根据消化、吸收的特点对婴幼儿家长做出正确的饮食指导。

素质目标：

具备良好沟通和交流能力的素质，能够与婴幼儿及其家长、医护人员等建立有效的沟通，并给予科学的婴幼儿饮食建议和指导。

消化系统（图4-1）由消化道和消化腺两大部分组成。消化道是一条从口腔到肛门的管道，包括口腔、咽、食管、胃、小肠（十二指肠、空肠和回肠）和大肠（盲肠、阑尾、结肠、直肠和肛管）。从口腔到十二指肠的这部分管道称为上消化道，空肠到肛管的部分称为下消化道。消化腺则包括口腔腺、肝、胰以及消化道壁内的许多小腺体。

消化器官的主要生理功能是对食物进行消化和吸收，为机体新陈代谢提供物质和能量来源。消化是指食物在消化道内被分解为可吸收的小分子物质的过程。消化有两种方式，一种是机械性消化，即通过消化道肌肉的运动将食物磨碎，与消化液充分混合，并不断向消化道远端推进；另一种是化学性消化，即在各种消化酶的作用下，食物中的大分子物质被分解为小分子物质的过程。两种方式互相配合，共同完成对食物的消化作用。食物消化后的小分子物质，以及维生素、无机盐和水由消化道黏膜进入血液和淋巴的过程，称为吸收。消化器官主要功能是对食物进行消化和吸收。此外，消化器官还能分泌多种胃肠激素，具有重要的内分泌功能。

第一节 婴幼儿消化系统的组成

一、消化道

（一）口腔

足月新生儿在出生时已具有较好的吸吮和吞咽功能，两颊脂肪垫发育良好，有助于吸吮活动，生后即可开奶；早产儿吸吮和吞咽功能则较差。婴幼儿唾液腺发育不够完善，唾液分泌少，口腔黏膜干燥，以及口腔黏膜薄嫩，血管丰富，因此容易损伤而引起局部感染；3个月以内的婴儿因唾液中淀粉酶含量低，故不宜喂淀粉类食物；3～4个月的婴儿唾液分泌开始增加，5～6个月时明显增多，但由于婴儿口底浅，不能及时吞咽所分泌的全部唾液，易出现生理性流涎。

（二）咽

咽是消化道和呼吸道的共同通道，呈上宽下窄、前后略扁的漏斗形管道。上端起于颅底，下端移行为食管。咽的前壁不完整，从上到下依次通向鼻腔、口腔和喉腔；后壁平坦，靠近脊柱。咽的两侧壁与颈部大血管和甲状腺等重要结构相邻。

（三）食管

食管长度在新生儿为8～10cm，1岁时为12cm，5岁时为16cm，学龄期儿童为20～25cm，成人为25～30cm。婴儿的食管呈漏斗状，黏膜薄嫩，腺体缺乏，弹力组织和肌层不发达，食管下端贲门括约肌发育不成熟，控制能力差，常发生胃食管反流，一般在8～10个月时症状消失。婴儿吸奶时常因吞咽过多空气，而易发生溢奶。

（四）胃

婴儿胃呈水平位，当开始行走后渐变为垂直位。贲门和胃底部肌张力低，幽门括约肌发育较好，故易发生幽门痉挛而出现呕吐。新生儿胃容量为30～60mL，1～3个月为90～150mL，1岁时为250～300mL，5岁时为700～850mL，成人约为2000mL。哺乳后不久幽门即开放，胃内容物逐渐流入十二指肠，故实际哺乳量常超过上述胃容量。胃排空时间因食物种类不同而异，水1.5～2h，母乳2～3h，牛乳3～4h。早产儿胃排空慢，易发生胃潴留。

（五）肠

儿童肠管相对比成人长，一般为身长的5～7倍（成人仅为4倍），黏膜血管丰富，小肠绒毛发育较好，有利于消化吸收。但肠黏膜肌层发育差，肠系膜柔软而长，固定差，易发生肠套叠和肠扭转。肠壁薄，通透性高，屏障功能差，故肠内毒素、消化不全产物及过敏原等易通过肠黏膜吸收进入体内，引起全身性感染和变态反应性疾病。婴儿由于大脑皮质功能发育不完善，进食时常引起胃－结肠反射，产生便意，所以大便次数较成人多。

二、消化腺

（一）唾液腺

唾液腺位于口腔周围，能分泌唾液并经过导管排入口腔内。唾液腺分大、小两类。大唾液腺主要包括腮腺、下颌下腺和舌下腺 3 对腺体。小唾液腺主要位于口腔黏膜内，包括唇腺、颊腺、腭腺和舌腺等，均属黏液腺。

（二）肝脏

肝脏不仅是人体最大的消化腺，也是人体最大的实质性器官。新生儿和婴幼儿肝脏相对较大，其肝脏下缘位于右锁骨中线肋缘下 2cm 左右；4 岁以后在肋缘下不能扪及肝脏。肝脏的血供非常丰富，所以活体的肝脏呈现棕红色。肝脏的质地柔软而脆弱，容易受到外力的冲击，进而破裂，发生腹腔大出血。肝脏是机体新陈代谢最活跃的器官，具有合成、分解、转化和解毒等多种复杂的功能。此外，肝脏还具有分泌胆汁、吞噬、防御及在胚胎期造血等重要功能。婴儿肝血管丰富，肝细胞再生能力强，但肝功能不成熟，解毒能力差，故在感染、缺氧、中毒等情况下易发生肝大和变性。此外，婴儿胆汁分泌较少，故对脂肪的消化和吸收功能较差。

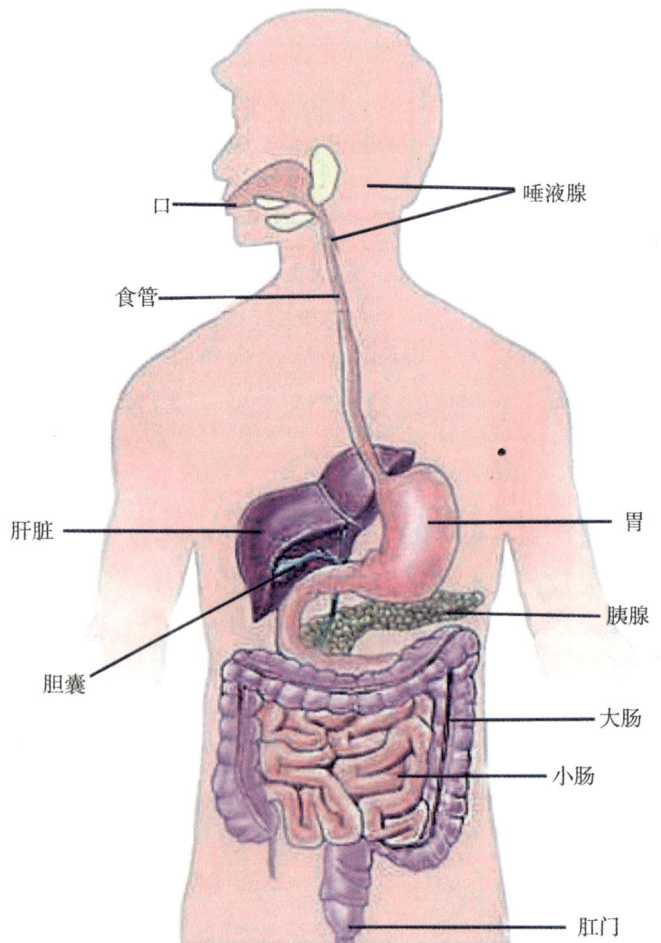

图 4-1　消化系统结构图

（三）胰腺

胰腺是一个狭长的腺体，是人体的第二大消化腺，由外分泌部和内分泌部两部分组成。

外分泌部即腺细胞，可分泌胰液，其中含有蛋白酶、脂肪酶和淀粉酶等多种消化酶，有分解和消化蛋白质、脂肪和糖类的作用；内分泌部即胰岛，可分泌胰岛素，有调节血糖的作用。胰腺质地柔软，呈灰红色，位于左上腹。其后紧贴腹后壁，前方与胃相邻，右端被十二指肠环绕，左端邻近脾门。胰腺可分为头、颈、体、尾4部分。

新生儿胰腺缺少实质细胞而富有血管，结缔组织发育良好。出生时胰岛细胞已密集，生长较外分泌组织快。胰消化酶出现的顺序依次为胰蛋白酶、糜蛋白酶、羧基肽酶、脂肪酶，最后出现的是淀粉酶。脂肪酶的活性直至2～3岁才接近成人。

第二节 消化

一、口腔内的消化

食物的消化过程从口腔开始，其停留的时间为15～20s。食物在口腔内经咀嚼磨碎，与唾液混合，形成食团而被吞咽。唾液对食物有较弱的化学性消化作用。

（一）唾液的分泌

人体口腔内分布有三对大唾液腺（腮腺、下颌下腺、舌下腺）和众多散在的小唾液腺。这些腺体均有导管开口于口腔黏膜，其分泌物总称为唾液。

1.唾液的性质、成分和作用 唾液是唾液腺分泌的一种混合液体，为无色无味、近中性（pH值6.7～7.1）低渗的黏稠液体。成年人每日分泌量为1～1.5L。唾液中水分占99%，有机物有黏蛋白、唾液淀粉酶、溶菌酶和免疫球蛋白等，无机物主要有K^+、HCO_3^-、Na^+、Cl^-等。

2.唾液的作用 唾液的生理作用包括：①湿润和溶解食物，既引起味觉，又便于吞咽。②唾液淀粉酶可将食物中的淀粉分解为麦芽糖。③清洁和保护口腔卫生。④溶菌酶和免疫球蛋白有杀灭细菌和病毒的作用。

3.唾液分泌的调节 唾液分泌的调节完全是神经调节，包括条件反射和非条件反射。条件反射的传入纤维在第Ⅰ、第Ⅱ、第Ⅷ对脑神经中，非条件反射的传入纤维在第Ⅴ、第Ⅶ、第Ⅸ、第Ⅹ对脑神经中。唾液分泌的基本中枢在延髓，高级中枢在下丘脑、大脑皮层等处。传出神经主要是副交感神经，递质为乙酰胆碱，作用于腺细胞膜上M受体，能引起大量稀薄的唾液分泌；交感神经末梢释放去甲肾上腺素，作用于腺细胞膜上的β受体，能引起少量黏稠的唾液分泌。

（二）咀嚼和吞咽

咀嚼是由咀嚼肌按一定顺序收缩所组成的复杂的节律性动作。咀嚼肌（包括咬肌、颞肌、翼内肌、翼外肌等）属于骨骼肌，可做随意运动。当食物触及齿龈、硬腭前部和舌表面时，口腔内感受器和咀嚼肌的本体感受器受到刺激，产生传入冲动，引起节律性的咀嚼活动。在正常咀嚼时，切牙用于咬切，尖牙适于撕碎，磨牙用于研磨。咀嚼的主要作用是对食物进行机械性加工，通过上、下牙以相当大的压力相互接触，将食物切割或磨碎。切碎的食物与唾液混合形成食团以便吞咽。咀嚼可使唾液淀粉酶与食物充分接触而产生化学性消化，还能加强食物对口腔内各种感受器的刺激，反射性地引起胃、胰、肝和胆囊的活动加强，为下一步消化和吸收做好准备。

吞咽是食团经咽和食管进入胃的一系列反射过程。根据食团经过的部位，可将吞咽过程分为 3 期：①口腔期：指食团从口腔进入咽的过程，为大脑皮层控制的随意运动。②咽期：指食团从咽进入食管上端的过程，这是食团刺激软腭所引起的一系列快速反射动作，包括封闭咽与鼻腔的通道、封闭咽与气管的通路、呼吸暂停、食管上括约肌舒张，使食团从咽进入食管。③食管期：指食团从食管上端经贲门进入胃内的过程，由食管蠕动来完成。蠕动指由平滑肌顺序舒张和收缩而完成的一种向前推进的波形运动，它是消化道普遍存在的运动形式。在食团前方是舒张波，后面是收缩波，使食团自然被推送前进。当蠕动波到达食管下端时，贲门舒张，食团进入胃内。吞咽反射的基本中枢在延髓，其传入和传出神经在第 V、第 IX、第 X、第 XII 对脑神经中。当吞咽反射发生障碍时，食物易误入气管。

在食管与胃的连接处，虽无解剖学上的括约肌，但有一个高压区，其内压比胃内压高 5 ~ 10mmHg，可阻止胃内容物逆流入食管，通常该处的环形肌呈轻度增厚，发挥类似生理括约肌的作用，称为食管下括约肌。食管下括约肌的舒缩活动主要受内在神经系统中的肌间神经丛支配，通过支配收缩和舒张的神经协调作用，食管下括约肌才能使食物顺利通过和防止胃内容物反流。

二、胃内的消化

胃是消化道中最膨大的部分，成人的胃容量为 1 ~ 2L。胃可分为胃底、胃体和胃窦。胃底和胃体近端组成胃的头区，其主要功能是暂时贮存食物；胃体的远端和胃窦组成胃的尾区，主要功能是初步消化食物。食物入胃后，受到机械性、化学性消化，与胃液充分混合成半流体的消化物，即食糜，然后逐步、分批地通过幽门排入十二指肠。

（一）胃液的分泌及调节

1. 胃液　胃液为无色透明的酸性液体，pH 值 0.9 ~ 1.5。正常成年人每日分泌量为 1.5 ~ 2.5L。胃液中除含有大量的水外，还含盐酸、氯化钠和氯化钾等无机物，以及胃蛋白酶原、黏蛋白和内因子等有机物。

盐酸也称胃酸，由胃腺的壁细胞分泌。盐酸的主要生理作用：①激活胃蛋白酶原，使之变成有活性的胃蛋白酶。②为胃蛋白酶提供适宜的 pH 值。③促进食物中的蛋白质变性，使之易于消化。④抑菌和杀菌。⑤进入小肠后，可促进促胰液素、缩胆囊素等的释放，从而促进胰液、胆汁和小肠液的分泌。⑥酸性环境有助于钙和铁的吸收。若胃酸分泌过少，常引起腹胀、腹泻等消化不良症状；但胃酸过多，对胃和十二指肠黏膜有侵蚀作用，是溃疡病发病的直接原因之一。胃蛋白酶原主要由胃泌酸腺的主细胞合成和分泌。颈黏液细胞、贲门腺和幽门腺的黏液细胞及十二指肠近端的腺体也能分泌胃蛋白酶原。胃蛋白酶可水解食物中的蛋白质，使之分解成䏽和胨、少量多肽及游离氨基酸。胃蛋白酶只有在酸性环境中才能发挥作用，其最适 pH 为 1.8～3.5。当 pH 超过 5.0 时，胃蛋白酶便完全失活。壁细胞在分泌盐酸的同时，也分泌一种被称为内因子的糖蛋白。它具有保护维生素 B_{12} 并促进其吸收的作用。若内因子缺乏（如胃大部切除或慢性萎缩性胃炎等），则维生素 B_{12} 吸收不良，可导致红细胞发育障碍而引起巨幼红细胞性贫血。此外，胃液中含有大量的黏液，它们是由胃黏膜表面的上皮细胞、泌酸腺、贲门腺和幽门腺的黏液细胞共同分泌的，其主要成分为糖蛋白。胃黏膜表面的黏液层可有效防止胃内 H^+ 对胃黏膜的直接侵蚀和胃蛋白酶对胃黏膜的消化作用。

2. 胃液分泌的调节 通常将空腹 12～24h 后的胃液分泌称为基础分泌。正常人空腹时胃液分泌量很少，含黏液和少量胃蛋白酶且酸度低。强烈的情绪刺激可使消化期间胃液分泌明显增加（高达 20mL/h），含大量胃蛋白酶且酸度高，这可能是应激性溃疡的原因之一。进食后的胃液分泌称为消化期胃液分泌。食物是引起胃液分泌的自然刺激物，进食后在神经体液因素的调节下，胃液大量分泌。

消化期的胃液分泌一般按感受食物刺激部位将消化期胃液分泌按先后顺序分为头期、胃期和肠期三个期。胃液分泌由食物刺激头部感受器而引起，故称为头期胃液分泌。胃期胃液分泌是指食物入胃后对胃产生机械性和化学性刺激引起的胃液分泌。食糜进入小肠后，刺激肠道感受器引起胃液分泌，称为肠期胃液分泌。

（二）胃的运动及其调节

胃的运动实现食物在胃内的机械性消化。在消化间期，胃并无明显的运动，只是在进食后的消化期，胃的运动才明显加强。胃运动的生理功能：①容纳和贮存食物。②对食物进行机械性消化，使食物形成食糜，利于食糜与胃液的混合。③推送食糜进入十二指肠，尤其胃的远端尾区有加速排空的作用。

1. 胃运动的主要形式

（1）容受性舒张：当咀嚼和吞咽食物时，食物刺激口腔、咽、食管等外感受器，反射性地引起胃底和胃体平滑肌的舒张，称为容受性舒张。它能使胃容量增加而胃内压变化不大，以完成容纳和贮存食物的功能。

（2）紧张性收缩：紧张性收缩是指胃壁平滑肌经常处于微弱的持续收缩状态。它既维持胃的形态位置，又使胃内有一定的压力，从而有助于胃内的消化。如胃的紧张性收缩降低过度，会引起胃下垂或胃扩张，导致消化功能障碍。

（3）蠕动：食物入胃后约 5min，蠕动从胃中部开始，约 3 次 / 分，需 1min 左右到达幽门。通过蠕动，食物被进一步研磨，并与胃液充分混合。越近幽门，蠕动越强，可将 1～2mL 食糜推入十二指肠。迷走神经兴奋、促胃液素和胃动素等可使胃蠕动增强；而交感神经兴奋、促胰液素和抑胃肽等则使之减弱。

2. 胃排空 胃内食糜进入十二指肠的过程称为胃排空。胃排空的动力来源于胃运动（主要为蠕动）。胃排空一般在食物入胃后 5min 开始，排空的速度与食物的理化性状和化学组成有关。一般而言，稀流体食物比稠团块食物快；在三种主要营养物质中，糖类最快，蛋白质次之，脂肪最慢。对于混合性食物，由胃完全排空通常需要 4～6h。胃排空受胃内和十二指肠内两方面因素的控制：胃内因素可促进胃排空，十二指肠内因素可抑制胃排空。两个因素互相消长，使胃排空间断进行，以更好地适应十二指肠内消化和吸收的速度。

3. 呕吐　呕吐是将胃内容物或肠内容物从口腔强力驱出的动作。当舌根咽部、胃、肠、胆总管、泌尿生殖器官、视觉和前庭器官（如晕船时）等处的感受器受到刺激时均可引发呕吐。呕吐前常有恶心、流涎、呼吸急促和心跳加快而不规则等表现，呕吐时先深吸气，接着声门和鼻咽通道关闭，胃窦部、膈肌和腹壁肌强烈收缩，胃上部和食管下端舒张，使胃内容物经食管从口腔驱出。剧烈呕吐时，十二指肠和空肠上段也强烈收缩，使十二指肠内容物倒流入胃，故呕吐物中有时混有胆汁和小肠液。

呕吐是一系列复杂的反射活动。传入冲动由迷走神经、交感神经、舌咽神经中的感觉纤维传入中枢，传出冲动沿迷走神经、交感神经、膈神经和脊神经到达胃、小肠、膈肌和腹壁肌等。呕吐中枢位于延髓网状结构的背外侧缘，当颅内压升高时，可直接刺激呕吐中枢，引起喷射性呕吐。呕吐是一种具有保护意义的防御反射，可将胃内有害的物质排出。临床上对食物中毒的患者，可借助催吐方法把胃内有毒物质排出。但剧烈而频繁的呕吐会影响进食和正常的消化功能，由于大量的消化液丢失，可导致体内水盐代谢和酸碱平衡失调。

三、小肠内的消化

食糜由胃进入十二指肠后便开始小肠内的消化。小肠内消化是整个消化过程中最重要的阶段。在这里，食糜受到胰液、胆汁和小肠液的化学性消化以及小肠运动的机械性消化，许多营养物质也都在此处被吸收，因而食物在经过小肠后消化过程基本完成，未被消化的食物残渣从小肠进入大肠。食物在小肠内停留的时间随食物的性质而有不同，混合性食物一般在小肠内停留 3～8h。

（一）胰液的分泌及作用

1. 胰液的性质、成分和作用　胰液为无色透明的碱性液体（pH 值 7.8～8.4），正常成年人每天分泌量为 1～2L。胰液中，无机物主要有水、碳酸氢盐和 Na^+、K^+、Cl^- 等离子，主要由导管细胞分泌；有机物主要有多种消化酶，由腺泡细胞分泌。

（1）碳酸氢盐：碳酸氢盐是胰液中最主要的无机盐，是由胰腺内的小导管细胞分泌。导管细胞内含有大量碳酸酐酶，它可催化 CO_2 和水形成 H_2CO_3，再解离成 HCO_3^- 和 H^+。HCO_3^- 则可中和胃酸，并提供弱碱性 pH 值环境。

（2）胰淀粉酶：胰淀粉酶以活性形式分泌，是一种 α 淀粉酶，能水解淀粉、糖原和大部分其他碳水化合物（纤维素除外），成为双糖（麦芽糖）和少量的单糖。其水解淀粉的效率很高，与淀粉接触 10min，即可把淀粉完全水解。胰淀粉酶作用的最适 pH 值为 6.7～7.0。

（3）胰脂肪酶：在辅脂酶的帮助下，胰脂肪酶可将甘油三酯分解为脂肪酸、甘油单酯和甘油。其最适 pH 值为 7.5 ～ 8.5。近年的研究发现，胰液中还存在辅脂酶，它是胰腺分泌的一种小分子蛋白质，在胰腺腺泡中以酶原的形式合成和释放，被胰蛋白酶激活后与胰脂肪酶在甘油三酯的表面形成一种高亲和力的复合物，牢固地附着在脂肪微滴表面，防止胆盐将脂肪酶从脂肪表面置换下来，同时也有助于脂肪酶对脂肪的水解作用。胰腺还分泌胆固醇酯酶和磷脂酶 A2，它们分别水解胆固醇酯和磷脂。

（4）胰蛋白酶原和糜蛋白酶原：胰腺腺泡细胞分泌无活性的蛋白酶原。胰液流入肠腔后，胰蛋白酶原经小肠液中肠激酶、盐酸、组织液和胰蛋白酶本身激活为具有活性的胰蛋白酶。糜蛋白酶原在胰蛋白酶的作用下转化成有活性的糜蛋白酶。胰蛋白酶和糜蛋白酶的作用极相似，能将蛋白质分解为䏶、胨和多肽，当两种酶同时作用时，可将蛋白质消化为小分子多肽和氨基酸。

胰液的主要作用：中和进入十二指肠的胃酸；为小肠中各种酶的活动提供弱碱性环境；胰液中的各种酶分别对食物中的各种物质进行分解。

2. 胰液分泌的调节　在非消化期，胰液分泌很少，进食后胰液开始分泌或分泌增加。进食后胰液分泌受神经和体液双重控制。

（1）神经调节：食物的性状、气味及食物对口腔、胃和小肠的刺激，可通过神经反射（包括条件反射和非条件反射）引起胰液分泌。反射的传出神经主要是迷走神经。迷走神经可通过其末梢释放乙酰胆碱直接作用于胰腺，也可通过促胃液素的释放，间接引起胰腺分泌。由于迷走神经主要作用于胰腺腺泡细胞，故迷走神经兴奋引起胰液分泌的特点是：水分和碳酸氢盐含量很少，而酶的含量较丰富。

（2）体液调节：调节胰液分泌的体液因素主要有促胰液素和缩胆囊素（CCK）。促胰液素由小肠黏膜 S 细胞分泌。促胰液素通过血液循环作用于胰腺导管细胞，使其分泌大量的 H_2O 和 HCO_3^-，因而使胰液分泌量大大增加，而酶的含量较低。缩胆囊素由小肠黏膜 I 细胞分泌。缩胆囊素可直接作用于胰腺腺泡细胞上的 CCK 受体引起胰液分泌。该胰液的特点：HCO_3^-、水较少，酶含量高，较黏稠，消化力强。

（二）胆汁的分泌及作用

1. 胆汁的性质、成分和作用　胆汁由肝细胞持续生成和分泌，味苦有色。胆汁可分为肝胆汁和胆囊胆汁。肝胆汁呈金黄色，透明清亮，pH 值 7.4，成年人每天分泌量约 1L。胆囊胆汁因浓缩，颜色变深为黄绿色，pH 值 6.8（因 HCO_3^- 被吸收）。胆汁中的无机物为 Na^+、K^+、Cl^- 和 HCO_3^- 等，有机物主要是胆盐、胆色素、胆固醇和卵磷脂，不含消化酶。与消化功能有关的是胆盐，它是结合胆汁酸所形成的钠盐。胆色素是血红蛋白的分解产物，包括胆红素和它的氧化物胆绿素。胆色素的种类和浓度决定了胆汁的颜色。当血液中胆色素过多时可出现黄疸。胆固醇是肝脏脂肪代谢的产物，是胆汁酸的前身。在胆汁中，卵磷脂与胆盐形成微胶粒，胆固醇溶于其中，卵磷脂是胆固醇的有效溶剂，胆汁中的胆盐、卵磷脂和胆固醇保持适当比例，使胆固醇呈溶解状态。当胆固醇过多或卵磷脂减少时，胆固醇可沉积而形成结石。

胆盐对脂肪消化和吸收具有重要意义：①胆盐可降低脂肪表面张力，使脂肪乳化成微滴，分散于水溶液中，增加胰脂肪酶作用的面积。②胆盐达到一定浓度后，可聚合成微胶粒，脂肪酸、甘油单酯等可渗入微胶粒中而形成水溶性复合物，能促进胆固醇和脂肪酸以及脂溶性维生素 A、D、E、K 的吸收。胆盐缺乏将影响脂肪的消化和吸收，甚至引起脂肪性腹泻。③胆盐由肝细胞分泌排入小肠后，90% 以上由回肠末端吸收，经门静脉回肝脏，再组成胆汁重新分泌入肠，这一过程称为胆盐的肠肝循环（图 4-2）。返回肝脏的胆盐一方面刺激肝细胞再分泌胆汁，另一方面可作为合成胆汁的原料。每次进餐后可进行 2～3 次肠肝循环，每循环一次约丧失 5% 胆盐。但它对胆囊运动无明显作用。

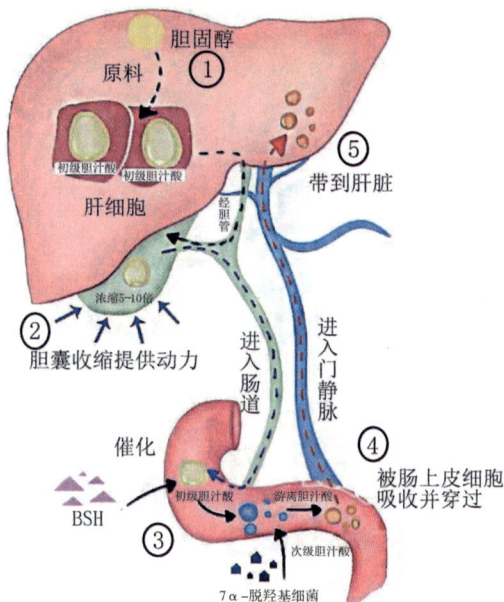

图 4-2　胆盐的肠肝循环

2. 胆汁分泌的调节　在非消化期，胆汁由肝管、胆囊管转入胆囊贮存；在消化期，胆汁可直接由肝及胆囊排出，进入十二指肠。食物进入胃肠道是促进胆汁分泌和排出的自然刺激物，高蛋白食物刺激性最强，其次为高脂肪或混合食物，糖类食物的作用最弱。

（1）神经调节：神经调节对胆汁分泌和排出作用较弱。进食动作或食物对胃和小肠的刺激可反射性使肝胆汁分泌少量增多，胆囊收缩轻度加强。反射的传出神经是迷走神经，其末梢递质为乙酰胆碱。切断两侧迷走神经或用胆碱能受体阻断剂，均可阻断这种反应。迷走神经还可使促胃液素释放而间接引起肝胆汁分泌和胆囊收缩。

（2）体液调节：参与体液调节的主要有 4 种物质。①胆盐：胆盐的利胆作用最强，可刺激肝细胞分泌胆汁，故在临床上常用作利胆剂。②促胰液素：在调节胆汁分泌的胃肠激素中，促胰液素的作用最明显。促胰液素主要作用于胆管系统，引起胆汁中水和 HCO_3^- 的分泌量增加，胆盐的分泌并不增加。③促胃液素：促胃液素可通过血液循环作用于肝细胞和胆囊，促进肝分泌胆汁和胆囊收缩，也可间接通过刺激胃酸分泌，由胃酸作用于十二指肠黏膜，使之释放促胰液素，引起胆汁分泌。④缩胆囊素：具有强烈收缩胆囊、舒张肝胰壶腹括约肌，从而促进胆囊胆汁排出的作用。

（三）小肠液的分泌

小肠内有两种腺体，即位于十二指肠黏膜下层的十二指肠腺和分布于整个小肠黏膜层的小肠腺。前者分泌含黏蛋白的碱性液体，黏稠度很高，其主要作用是保护十二指肠黏膜上皮，使之免受胃酸侵蚀；后者又分布于全部小肠的黏膜层内，其分泌液为小肠液的主要部分。

1. 小肠液的性质、成分 小肠液为一种弱碱性液体，pH 值约为 7.6，成年人每天分泌量为 1～3L。从小肠腺分泌入肠腔的消化酶可能只有肠激酶一种，它能激活胰蛋白酶原。但在肠上皮细胞表面和细胞内存在有多种消化酶，例如能分解多肽为氨基酸的肽酶，把双糖分解为单糖的蔗糖酶、麦芽糖酶、异麦芽糖酶和乳糖酶，少量的肠酯酶等。它们的作用主要是在食物的终产物被吸收前，在微绒毛的外表面和细胞内使相应的成分进一步水解。

2. 小肠液的作用

（1）保护作用：十二指肠腺分泌的碱性黏稠黏液有润滑作用，可保护十二指肠黏膜免受胃酸侵蚀；肠上皮细胞分泌的 IgA 可使小肠免受有害抗原物质的侵害；溶菌酶可溶解肠壁内的细菌。

（2）消化作用：弱碱性消化液为小肠上皮细胞的刷状缘和上皮细胞内的多种消化酶提供适宜的 pH 值环境。肠激酶可激活胰蛋白酶原成胰蛋白酶，促进蛋白质消化。小肠液中还有能分解多肽为氨基酸的肽酶，把双糖分解为单糖的蔗糖酶、麦芽糖酶、乳糖酶等，还有少量的肠酯酶。它们的作用是使各食物成分进一步水解，充分消化。

（3）稀释作用：大量的小肠液可稀释肠内的消化产物，使其渗透压降低，有利于消化产物的消化和吸收。

3. 小肠液分泌的调节 小肠液呈常态性分泌，但在不同条件下，分泌量可有很大变化。食糜对局部黏膜的机械性刺激和化学性刺激均可引起小肠液分泌。小肠黏膜对扩张性刺激最为敏感，小肠内食糜的量越多，分泌也就越多。一般认为，这些刺激是通过肠壁的内在神经丛的局部反射而起作用的。刺激迷走神经可引起十二指肠腺分泌，但对其他部位的肠腺作用并不明显。研究表明，只有切断内脏大神经（取消了抑制性影响）后，刺激迷走神经才能引起小肠液的分泌。

此外，促胃液素、促胰液素、缩胆囊素和血管活性肠肽等都能刺激小肠液的分泌。

（四）小肠的运动

1. 小肠的运动形式

（1）紧张性收缩：平滑肌的紧张性收缩是小肠保持其基本形状，进行其他形式运动的基础。当小肠平滑肌的紧张性收缩增强时，有利于小肠内容物的混合和运送。

（2）分节运动：分节运动是小肠特有的运动形式，是小肠环行肌的节律性收缩和舒张运动，空腹时几乎不存在，进食后分节运动才逐步增强。在有食糜的一段肠管上，环行肌以一定的间隔在许多点同时收缩或舒张，因此把有食糜的肠管分成许多节段。数秒后，收缩处与舒张处交替，原收缩处舒张，而原舒张处收缩，使原来的节段又分为两半，邻近的两半又混合成一新的节段，如此反复循环（图4-3）。分节运动的作用是：①使消化液与食糜充分混合，有利于消化酶对食物进行消化。②延长食糜在小肠内停留的时间，增大食糜与小肠黏膜的接触面积，促进消化分解产物的吸收。③挤压肠壁，可促进血液和淋巴液回流，有助于吸收。

（3）蠕动：蠕动是由小肠的环行肌和纵行肌由上而下依次发生的推进性收缩运动。在小肠的任何部位均可发生蠕动，其速度为 0.5 ～ 2.0cm/s，近端小肠的蠕动速度较快，远端小肠的蠕动速度较慢。小肠的蠕动很弱，通常仅蠕动 3 ～ 5cm 便消失。实际上，小肠内食糜的净移动平均仅为 1cm/min，因此，食糜从幽门部移动到回盲瓣历时 3 ～ 5h。小肠蠕动的意义在于推进食糜，使受分节运动作用过的食糜到达一个新的肠段，再继续进行分节运动。小肠蠕动时，可推动肠管内气体发出声音，在腹部用听诊器可以听到，称肠鸣音，它可作为临床手术后肠运动功能恢复的指征。腹泻时肠蠕动增强，肠鸣音亢进；肠麻痹时，肠鸣音减弱或消失。

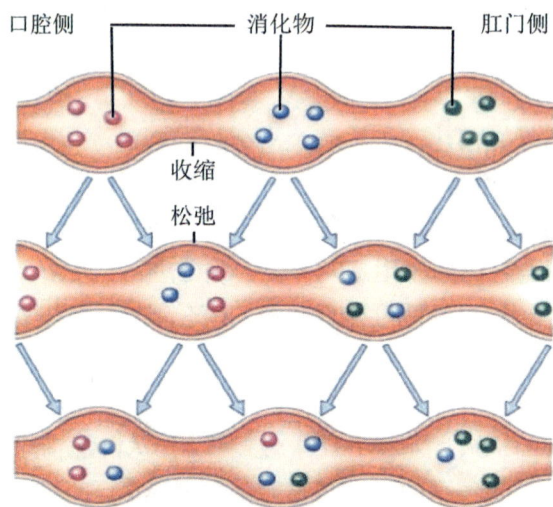

图 4-3　小肠分节运动示意图

2. 小肠运动的调节　小肠的运动主要受肠肌间神经丛的调节，食糜对肠黏膜的机械性和化学性刺激可通过局部神经丛反射引起小肠蠕动加强。在整体情况下，外来神经也可调节小肠的运动，一般副交感神经的兴奋能加强小肠运动，交感神经兴奋则产生抑制作用。促胃液素、5-HT、CCK 和胃动素等体液因素也可促进小肠的运动；而促胰液素、胰高血糖素、血管活性肠肽、肾上腺素和抑胃肽等则抑制小肠运动。

第三节　肝脏的生理功能

一、肝脏的功能特点

（一）肝脏血流的特点

肝脏的血液供应极为丰富，成人肝血流量约占心排血量的 1/4。其血液有门静脉和肝动脉双重来源，两种血液在窦状隙内混合，从小叶周边流向中央，汇入中央静脉。进入肝脏的血流量为 1000 ～ 1200mL/min，汇集来自腹腔内脏的血液，内含从胃肠道中吸收入血的大量营养物质，将在肝内代谢、贮存或转运；门静脉血中的有害物质及微生物抗原性物质也将在肝内被解毒或清除。由肝动脉流入肝脏的血液约为 800mL/min，含有充足的氧，是肝脏耗氧的半数来源。门静脉和肝动脉的终支均流入肝血窦，肝血窦是肝小叶内血液流通的管道。正常情况下肝血窦可储存一定量的血液，在机体失血时，可从窦内排出较多血液，以代偿循环血量的不足。

（二）肝脏酶学的特点

肝是人体内含酶最丰富的器官，可见到几乎体内所有的酶类，因此，肝内各种代谢活动十分活跃。肝内酶蛋白含量约占肝总蛋白含量的 2/3，大致可分为两类：①肝内和肝外同时存在的酶：如磷酸化酶、碱性磷酸酶、组织蛋白酶、转氨酶、核酸酶和胆碱酯酶等。②仅在肝内存在的酶：如组氨酸酶、山梨醇脱氢酶、精氨酸酶、鸟氨酸氨基甲酰转移酶等。

二、肝脏的主要功能

（一）肝脏分泌胆汁的作用

肝细胞能够不断地生成胆汁酸和分泌胆汁。胆汁可促进脂肪在小肠内的消化和吸收。如胆汁缺乏，摄入的脂肪将有 40% 从粪便中丢失，且还伴有脂溶性维生素的吸收不良。

（二）肝脏对物质代谢的作用

1. 糖代谢　单糖经小肠黏膜吸收后，由门静脉到达肝脏，在肝内转变为肝糖原而储存。成年人肝内约含 100g 肝糖原，仅够禁食 24h 内用。当血糖浓度超过正常时，葡萄糖合成糖原增加；当血糖浓度低于正常时，贮存的肝糖原立刻分解为葡萄糖进入血液，以提高血糖水平。此外，许多非糖物质如蛋白质分解产物氨基酸、脂肪分解产物甘油等在肝内通过糖异生转变为糖，而葡萄糖也可在肝内转变为脂肪酸和某些氨基酸。

2. 蛋白质代谢　由消化道吸收的氨基酸通过肝脏时，仅约 20% 不经过任何化学反应而入体循环到达各组织，而大部分的氨基酸则在肝内进行蛋白质合成、脱氨、转氨等作用。肝脏是合成血浆蛋白质的主要场所，而血浆蛋白质是维持血浆胶体渗透压的主要成分，若血浆蛋白质减少，可引起组织水肿。许多凝血因子的主要合成部位也是肝脏，如纤维蛋白原、凝血酶原等，肝病时可引起凝血时间延长和发生出血倾向。蛋白质氧化、脱氨作用也主要在肝内进行，脱氨后所生成的氨可转变为尿素由尿液排出，这对于维持机体内环境稳态有着重要意义。

3. 脂类代谢 肝脏是脂类代谢的主要场所和脂肪运输的枢纽，能够合成和贮存各种脂类，部分供应自身需要，主要满足全身脏器的需求。饥饿时，贮存的体脂先被运送到肝脏，然后进行分解，转化为机体利用的能量。在肝内中性脂肪可水解为甘油和脂肪酸，此反应可被肝脂肪酶加速，甘油可通过糖代谢途径被利用，而脂肪酸完全被氧化为 CO_2 和水。

（三）肝脏的解毒作用

肝脏是人体内主要的解毒器官，对机体的保护作用极为重要。有毒物质在肝脏经过氧化、甲基化及结合反应等，使毒物转化为比较无毒的或溶解度大的物质，随胆汁或尿液排出体外。

1. 排泄胆红素 胆红素是胆色素的一种，是体内铁卟啉化合物的主要代谢产物，有毒性，对神经系统有不可逆性损害。胆红素是临床上判定黄疸的重要依据，也是肝功能的重要指标。胆红素经过肝脏时能结合葡糖醛酸形成水性结合胆红素并分泌进入毛细胆管，由胆汁排出。肠内细菌降解胆红素形成尿胆素原，尿胆素原在肠中重吸收，部分从尿液中排泄。尿液的颜色取决于被氧化的尿胆素原（尿胆素）。临床上常见肝脏不能清除血液中的胆红素，皮肤就会显现出特有的颜色，称为黄疸。

2. 肝脏的解毒功能 肝脏解毒主要有以下几种方式。

（1）化学作用：包括氧化、还原、分解、结合和脱氨等作用，其中结合作用是一种重要方式。毒物在肝内与葡萄糖醛酸、硫酸、氨基酸等结合后变为无害物质，随尿排出。体内氨基酸脱氨和肠道内细菌分解含氮物质时所产生的氨，是有害的代谢产物，氨的解毒主要是在肝内合成尿素，随尿排出。当肝功能衰竭时血氨含量升高，可导致肝性脑病。

（2）分泌作用：一些重金属如汞，以及来自肠道的细菌可随胆汁分泌排出。

（3）蓄积作用：某些生物碱，如士的宁和吗啡，可在肝脏蓄积，然后逐小量释放，以减少中毒程度。

（4）吞噬作用：肝血窦的内皮层含有大量 kupffer 细胞，具有很强的吞噬能力，能吞噬血液中的异物、细菌及其他颗粒。据估计，门静脉血液中的细菌有 99% 在经过肝血窦时被吞噬。

（四）肝脏对激素代谢的作用

肝脏是许多激素生物转化、灭活或排泄的重要场所。许多激素如雌激素、雄激素、甲状腺激素、胰岛素、肾上腺皮质激素等，在肝脏内经类似上述方式处理后被灭活、降解，随胆汁排泄。如某些肝病患者可因雌激素灭活障碍而在体内积蓄，引起性征改变；醛固酮和抗利尿激素灭活的障碍可引起钠和水在体内潴留。

第四节 吸收

一、吸收的部位及途径

消化道不同部位，吸收的物质及能力并不相同（图4-4），这主要取决于该部分消化道的组织结构，以及食物在此处被消化的程度和停留的时间。

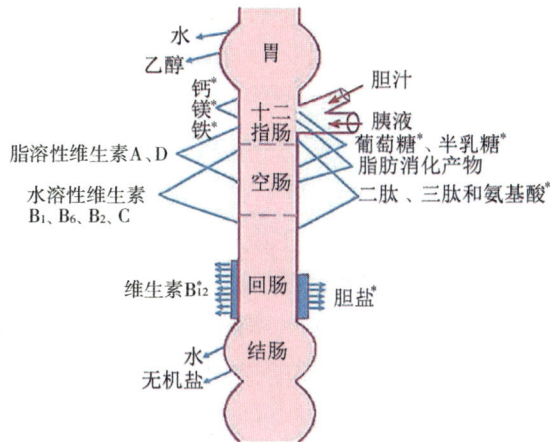

* 表示主动转运

图 4-4 各种营养物质在消化道的吸收部位

口腔和食管内，食物基本上不能被吸收，但某些药物，如硝酸甘油含在舌下可被口腔黏膜吸收。胃的吸收能力很弱，仅能吸收乙醇、少量水分和某些药物（如阿司匹林）等。小肠是吸收的主要部位，糖类、蛋白质和脂肪的消化产物大部分在十二指肠和空肠被吸收，回肠具有其独特的功能，即能主动吸收胆盐和维生素 B_{12}。食物中大部分营养在到达回肠时，通常已被吸收完毕，因此回肠是吸收功能的储备部分。小肠内容物在进入大肠后可被吸收的物质已非常少，大肠可吸收的主要是水和盐类，大肠一般可吸收大肠内容物中 80% 的水和 90%Na^+ 和 Cl^-。

二、小肠内主要营养物质的吸收

在小肠中被吸收的物质不仅包括经口摄入的食物和水，还包括各种消化腺分泌入消化道内的水、无机盐和某些有机成分。以水为例，人每日分泌入消化道内的各种消化液总量可达 6～8L，每日还饮 1～2L，而每日由粪便中排出的水仅约 150mL。因此，由小肠每日吸收入体内的液体量可达 8L。如此大量的水若不能重新回到体内势必造成严重脱水，致使内环境稳态遭受破坏。急性呕吐和腹泻时，在短时间内损失大量液体的严重性就在于此。

正常情况下，小肠每日还吸收数百克糖、100g 以上脂肪、50 ～ 100g 氨基酸，以及 50 ～ 100g 离子等。实际上，小肠吸收的能力远超过这些数字，因而具有巨大的储备能力。

（一）无机盐的吸收

1. 钠的吸收　成年人每天摄入的以及肠道分泌的 Na^+ 有 95% ～ 99% 可在消化道内被吸收。在黏膜上皮细胞底 - 侧膜上的钠泵，逆电化学梯度不断将 Na^+ 转运至细胞外液，肠腔中的 Na^+ 通过黏膜上皮细胞微绒毛上的 Na^+ 通道和载体顺电化学梯度进入细胞，再经基底 - 侧膜上的钠泵主动转运，以跨细胞途径进行吸收。Na^+ 的吸收可与葡萄糖、氨基酸的吸收耦联在一起，肠腔中的葡萄糖、Na^+ 与黏膜上皮细胞上的转运体蛋白结合，以继发性主动转运的方式一同被吸收。因此，临床上治疗 Na^+、水丢失的腹泻时，在口服 NaCl 溶液中需添加葡萄糖。

2. 钙的吸收　食物中的 Ca^{2+} 仅有一小部分被吸收，大部分随粪便排出。钙盐在酸性溶液中易于溶解，只有水溶液状态的钙盐才能被吸收。Ca^{2+} 在小肠和结肠全长都可逆电化学梯度主动吸收。在肠黏膜细胞的微绒毛上有一种与 Ca^{2+} 有高度亲和性的 Ca^{2+} 结合蛋白，它参与 Ca^{2+} 的主动转运，促进 Ca^{2+} 吸收。此外，肠道内 Ca^{2+} 也可通过黏膜上皮细胞紧密连接的细胞旁路途径进行被动吸收。维生素 D 可促进小肠对钙的吸收。脂肪食物对钙的吸收也有促进作用。只有可溶性的钙（如氯化钙、葡萄糖酸钙）才能被吸收，离子状态的钙最易被吸收。进入小肠的胃酸可促进钙游离，有助于钙的吸收。脂肪酸对钙的吸收也有促进作用。钙一旦形成不易溶解的钙盐，则不能被吸收。

3. 铁的吸收　人每日吸收的铁约为 1mg，仅为每日摄入量的 5% 左右。机体对铁的吸收能力与其对铁的需要有关，当机体缺铁时（如缺铁性贫血），其吸收铁的能力增强。铁主要在小肠上部被吸收。食物中的铁绝大部分是三价的高价铁，不易被吸收，需还原为亚铁后方被吸收。维生素 C 能将高价铁还原为二价铁，酸性环境易使铁溶解为自由的 Fe^{2+}，故胃酸和维生素 C 都可促进铁的吸收。肠黏膜吸收铁的能力取决于黏膜上皮细胞内的含铁量。肠黏膜细胞对铁的吸收是一个主动过程，需要多种蛋白的协助转运。由肠腔吸收入黏膜上皮细胞内的 Fe^{2+}，大部分被氧化为 Fe^{3+}，并和细胞内存在的去铁蛋白结合，形成铁蛋白，暂时贮存在细胞内，缓慢向血液中释放。

4. 负离子的吸收　在小肠内吸收的负离子主要有 Cl^- 和 HCO_3^-。肠腔内 Na^+ 被吸收所造成的电位变化可促进负离子向细胞内移动。但也有证据表明，负离子也可独立进行转运吸收。

（二）糖类的吸收

糖类只有分解为单糖时才能被小肠上皮细胞所吸收。吸收的主要部位在十二指肠和空肠。单糖的吸收过程是耗能的主动转运过程，其能量来自钠泵，属继发性主动转运。葡萄糖是通过同向协同转运机制吸收的。当载体蛋白与 Na^+ 结合后，则对葡萄糖的亲和力增大，于是葡萄糖又与载体蛋白结合而转运入细胞。转运体每次可将 2 个 Na^+ 和 1 分子单糖同时转运入胞内，在细胞内，它们各自分离，Na^+通过钠泵运至细胞间隙，葡萄糖被动扩散入血。吸收的单糖中，葡萄糖约占80%，半乳糖和果糖各约占10%。各种单糖的吸收率相差很大，己糖的吸收比戊糖（木糖）快；己糖中又以葡萄糖和半乳糖吸收最快，果糖次之，甘露糖最慢。

（三）蛋白质的吸收

蛋白质需分解为氨基酸后才能被吸收，在十二指肠和空肠吸收较快，回肠较慢。氨基酸的吸收过程是主动转运过程，和葡萄糖相似，即通过与Na^+耦联进行协同转运。在小肠壁上已经证实有3种不同的氨基酸特殊载体系统，它们分别转运中性氨基酸、碱性氨基酸和酸性氨基酸。氨基酸几乎完全经毛细血管进入血液循环。

（四）脂肪的吸收

食物中的脂类95%以上是甘油三酯，此外还有胆固醇酯和磷脂。甘油三酯的消化产物是脂肪酸、甘油单酯和甘油。脂肪的水解产物有不同的吸收方式：甘油因溶于水，同单糖一起被吸收；中、短链脂肪酸可从肠腔直接扩散入小肠上皮细胞，并由此进入血液；长链脂肪酸、甘油单酯和胆固醇等则必须和胆盐结合形成混合微胶粒才能被吸收。胆盐具有亲水性，它携带脂肪的消化产物通过覆盖在小肠绒毛表面的不流动水层（即生物膜表面所附着的一层静水层）而到达刷状缘。胆盐返回肠腔在回肠主动重吸收，胆汁中的其余物质通过微绒毛的脂质膜进入肠上皮细胞。在细胞内质网中脂肪消化产物又重新合成甘油三酯，在高尔基复合体中与载脂蛋白合成乳糜微粒，进入淋巴管，经胸导管入血（图4-5）。

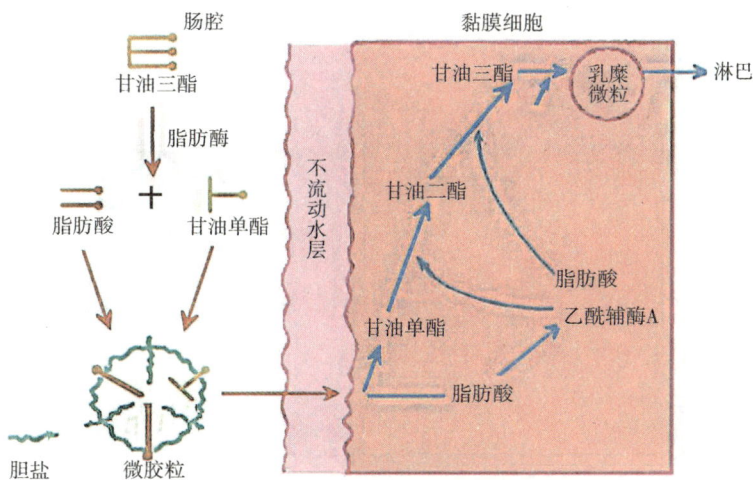

图4-5 脂肪在小肠内消化和吸收的主要方式

由于膳食中的动、植物油中含有15个以上碳原子的长链脂肪酸很多，所以脂肪的吸收途径仍以淋巴为主。

进入肠道的胆固醇主要有两个来源：一是来自食物，一是来自肝所分泌的胆汁。由胆汁来的胆固醇是游离的，而食物中的胆固醇部分是酯化的。酯化的胆固醇必须在肠腔中经消化液中的胆固醇酯酶的作用，水解为游离胆固醇后才能被吸收。游离的胆固醇通过形成混合微胶粒，在小肠上部被吸收。被吸收的胆固醇大部分在小肠黏膜细胞中又重新酯化，生成胆固醇酯，最后与载脂蛋白一起组成乳糜微粒，经由淋巴系统进入血液循环。

胆固醇的吸收受很多因素的影响。食物中胆固醇含量越多，其吸收也越多，但两者不呈直线关系。食物中的脂肪和脂肪酸有提高胆固醇吸收的作用，而各种植物固醇（如豆固醇、β-谷固醇）则抑制其吸收。胆盐可与胆固醇形成混合微胶粒而有助于胆固醇的吸收；食物中不能被利用的纤维素、果胶、琼脂等容易和胆盐结合形成复合物，妨碍混合微胶粒的形成，从而能降低胆固醇的吸收；抑制肠黏膜细胞合成载脂蛋白的物质，可因妨碍乳糜微粒的形成而减少胆固醇的吸收。

（五）维生素的吸收

维生素分为水溶性和脂溶性两大类。水溶性维生素通过扩散方式被吸收，维生素 B_{12} 则必须与内因子结合成复合物，才能在回肠末端被吸收。脂溶性维生素因溶于脂肪，其吸收机制可能与脂类物质相似，大部分吸收后通过淋巴进入血液。

思考题

1. 婴幼儿消化系统有什么特点？
2. 消化道内消化吸收的主要部位在哪里？
3. 为什么婴儿对脂肪的消化吸收能力较差？

第五章　婴幼儿感官系统

【学习目标】

知识目标：

1. 掌握婴幼儿视觉器官、听觉器官的生理特点及作用；掌握婴幼儿皮肤、味觉、嗅觉感受器的作用。

2. 熟悉眼、耳的解剖结构。

能力目标：

能根据所学知识判断婴幼儿视觉器官、听觉器官发育是否正常；能根据婴幼儿眼睛、耳朵的结构特点对婴幼儿家长做出正确的日常用眼、用耳指导。

素质目标：

具备良好沟通和交流能力的素质，能够与婴幼儿及其家长、医护人员等有效地沟通，提供科学的用眼用耳建议和指导。

感觉是客观物质世界在人脑的主观反映。机体内外环境变化的信息首先通过感受器或感觉器官的换能作用转变为电信号，以神经冲动的形式由传入神经沿一定的神经传导通路到大脑皮层的特定部位，经大脑皮层的各种感觉中枢加以分析、处理后产生相应的感觉。各种感觉都是由感受器或感觉器官、神经传导通路和皮层中枢三部分共同活动完成的。人体的主要感觉有视觉、听觉、平衡觉、嗅觉、味觉，以及躯体感觉和内脏感觉等。

感受器是指分布在体表或各种组织内部，能够感受机体内、外环境变化的特殊结构或装置。感受器的结构多种多样，分类方法有多种。例如，根据感受器所分布的部位，分为外感受器和内感受器；根据感受器所接受刺激的性质，分为温度感受器、机械感受器、电磁感受器、化学感受器。一些感受器是高度分化的感受细胞，如视网膜中的视锥细胞和视杆细胞，耳蜗中的毛细胞等，这些感受细胞连同它们的附属结构（如眼的折光系统、耳的集音与传音装置）构成感觉器官。人类和高等动物最重要的感觉器官如眼、耳、嗅觉、味觉等都分布在头部，称为特殊感觉器官。

第一节　视觉器官

人的视觉器官是眼（图 5-1），视觉功能是由视觉器官、视神经和视觉中枢的活动共同完成的。人眼的适宜刺激是波长为 370 ～ 740nm 的电磁波。在这个可见的光谱范围内，外界物体发出的光透过眼的折光系统，成像在视网膜上，视网膜感光细胞感受光的刺激，将光能转换成神经冲动，再通过视神经将冲动传入中枢，从而产生视觉。

一、眼球

眼球位于眶内，眼球后方由视神经连接于脑。眼球的正前方中点称为前极，正后方中点称为后极。通过前、后极两点一线的轴线称为眼轴。眼球中还有另一轴称为视轴，是光线通过瞳孔的中央到视网膜黄斑中央凹的两点一线。眼球由 3 层被膜和眼球的内容物组成。

3 层被膜由外而内分为外膜、中膜和内膜。外膜也称纤维膜，是由强韧的结缔组织构成，具有支持和保护作用，分为前面 1/6 的角膜和后面 5/6 的巩膜。角膜是无色透明的屈光介质之一，而巩膜的主要功能是维持眼球的形状和保护眼球的内容物等。中膜也称血管膜，主要包括虹膜、睫状体、脉络膜。虹膜在血管膜的最前部，虹膜内的肌肉控制着瞳孔的大小；睫状体位于血管膜的中部，含有血管和睫状肌，睫状肌可以调节晶状体的曲度，以便于对焦；脉络膜位于血管膜的后部，膜后面有视神经连接，主要作用是为视网膜提供营养。内膜也称视网膜，具有感光能力，能产生神经冲动。视网膜上有一黄斑，它的中央凹陷处称为中央凹，是感光最敏锐的地方。

眼球的内容物包括房水、晶状体和玻璃体。房水是在眼房内的透明液体，具有屈光、营养和维持眼内压的作用；晶状体位于房水和玻璃体之间，它能通过自身形态的变化调节屈光度。近视与远视的主要原因便是晶状体的屈光度改变。玻璃体是透明无色的胶状物质，主要功能是支撑视网膜并维持眼球的形状并能缓冲外界对眼球的冲击。

二、眼的附属结构

眼附属结构有眼睑、结膜、泪器和眼外肌等，有保护眼球的作用。

眼睑分为上眼睑和下眼睑，位于眼球前方，其起到保护眼球的作用。眼睑边缘上生长有睫毛，可阻挡灰尘入眼并削弱进入眼内的光线。结膜为一层富含血管的光滑薄膜，位于眼球和眼睑之间，根据部位不同分为睑结膜、球结膜和结膜穹窿。结膜能分泌黏液起润滑作用，当感染某些病毒或细菌而发生炎症时，可引起结膜充血水肿。泪器由泪腺和泪道构成：泪腺可分泌泪液，眼泪可清除眼内微尘、湿润眼球防止眼睛干燥以及具有杀菌作用；泪道由泪点、泪小管、泪囊和鼻泪管组成，当哭泣时过多的眼泪可通过泪道流入鼻腔，形成"鼻涕"，同理，当人发生感冒时，鼻泪管堵塞，泪液引流不畅，人常伴流泪现象。当婴幼儿眼泪汪汪，眼屎量多且浓稠泛黄时，应怀疑是婴幼儿出现泪囊管堵塞，可以用干净的手指，从婴幼儿鼻子的侧面向上轻轻推至内眼角，如果推出了脓性分泌物，说明是泪囊管堵塞。每眼各有 6 条眼外肌，它们相互协调来控制眼球的运动。

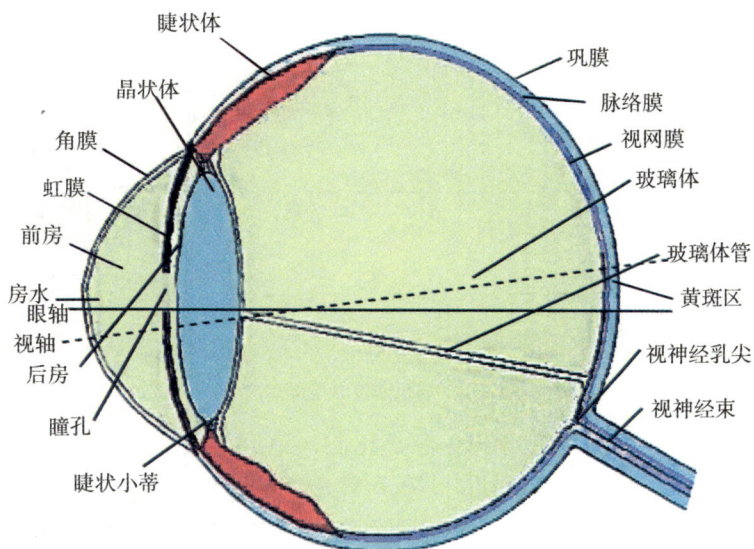

睫状体
巩膜
晶状体
脉络膜
角膜
视网膜
虹膜
玻璃体
前房
玻璃体管
房水
黄斑区
眼轴
视轴
后房
视神经乳尖
瞳孔
视神经束
睫状小蒂

图 5-1　眼的解剖结构图

三、眼的折光系统

（一）眼的折光成像

眼的折光系统是由角膜、房水、晶状体、玻璃体四部分折光体所构成的复合透镜。当光线由空气进入一个单球面的折光体时，入射光线的折射主要发生在角膜的前面。根据光学原理计算表明，正常人眼在安静而不进行调节时，它的折光系统后主焦点的位置恰好是视网膜所在的位置。对于人眼和一般光学系统来说，来自 6m 以外物体的光线都可以认为是近于平行的，因而光线可以在视网膜上形成清晰的物像。当然，人眼并非能无条件地看清远处的物体，如果离眼的距离过远或物体过小时，在视网膜上成像过小，当小于视网膜分辨能力时，不能被感知。

（二）简化眼

按几何光学原理计算，可以根据光线经眼内多个折光面行进的途径，确定由这些折光率不同的折光体所组成的复合透镜所决定的后主焦点的位置。因此，有人根据眼的实际光学特性设计了一种假想的人工模型，称之为简化眼。它的光学参数和其他特征与正常眼等值，可用来分析眼的成像原理及计算相关数据。该模型设想眼球为一单球面折光体，前后径为 20mm，折光指数为 1.333，外界光线只在空气进入球形界面时折射一次，该球面的曲率半径为 5mm，节点在球形界面后 5mm 的位置，后主焦点正好在此折光体的后极，这个模型和正常人安静时的眼一样，正好能使平行光线聚焦在视网膜上（图 5-2）。

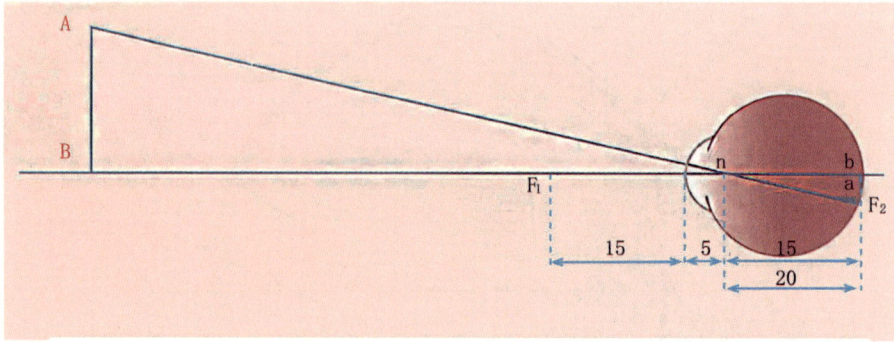

图 5-2　简化眼及其成像情况

n 为节点，三角形 AnB 和三角形 anb 是相似三角形，如果物距已知，就可以由物体的大小（AB）计算出物像的大小（ab），也可算出两三角形对顶角（即视角）的大小。

利用简化眼可以方便地计算出不同远近的物体在视网膜上成像的大小。三角形 AnB 和三角形 anb 是具有对顶角的两个相似三角形（图 5-2），用下列公式表示：

$$\frac{AB（物体的大小）}{Bn（物体至节点的距离）} = \frac{ab（物像的大小）}{nb（节点至视网膜的距离）}$$

式中 nb 固定不变，相当于 15mm，根据物体的大小和它与眼睛的距离，即可算出物像的大小。此外，利用简化眼还可以算出正常人眼能看清物体在视网膜上成像的大小。正常人眼在光照良好的情况下，如果在视网膜上的像小于 5μm，一般不能产生清晰的视觉，表明正常人的视力或视敏度有一个限度。这个限度只能用人眼所能看清的最小视网膜像的大小来表示，而不能用所能看清物体的大小来表示。因为视网膜上物像的大小不仅与物体大小有关，也与物体和眼之间的距离有关。人眼所能看清的最小视网膜像的大小，约与视网膜中央凹处一个视锥细胞的平均直径相当。

（三）眼的调节

正常人眼在安静且不进行调节时，其折光系统后主焦点恰好是视网膜的所在位置。对于人眼来说，来自 6m 以外物体发出的所有射入眼内的光线，都可以认为是平行光线，因而能在视网膜上形成清晰的物像。通常将人眼不做任何调节时所能看清的物体的最远距离称为远点。当眼视近物（6m 以内）时，如果眼不做调节，近物发出的辐散光线经折射后将成像于视网膜之后，则在视网膜上形成模糊不清的物像。但事实上，正常人通过眼的调节，即晶状体的调节、瞳孔的调节和双眼会聚，能看清一定距离的近处物体。

1. 晶状体的调节　晶状体由晶状体囊和晶状体纤维组成，是一个透明的双凸形透镜，富有弹性的半固体物。晶状体囊附着于悬韧带上，晶状体纤维通过睫状小带附着于睫状体上。当眼看远物时，睫状肌弛缓，睫状小带被拉紧，使晶状体被牵拉而呈扁平。当视近物时，可反射性地引起睫状肌收缩，睫状体向前移动，连于晶状体囊的悬韧带松弛，晶状体由于其自身的弹性而变凸，以其前表面的中央部分向前凸出最为显著。

晶状体的调节能力有限，且随着年龄的增加，晶状体自身弹性下降，变形能力逐渐降低。一般来说，人到 40 ～ 50 岁时，由于晶状体弹性减弱，看近物时眼的调节能力下降，近点变远，称为老视，因此，在视近物时必须戴上有适当屈光度的凸透镜。人眼能看清物体的最近距离，称为近点，它代表晶状体曲率半径变化的最大能力。晶状体弹性越好，则近点越近，即它在悬韧带松弛时可以做较大程度的变凸，使距离更近的物体也能成像在视网膜上。

2. 瞳孔的调节 正常人眼瞳孔的直径可变动于 1.5 ～ 8.0mm 之间，瞳孔的大小可以调节进入眼的光线量。当视近物时，可反射性地引起双侧瞳孔缩小，称为瞳孔调节反射或瞳孔近反射。其生理意义是减少进入眼内的光线量和减少近光系统的球面像差和色像差，使视网膜上成像更清晰。瞳孔为虹膜中间的开孔，虹膜内有两种平滑肌：①瞳孔括约肌：呈环形，收缩使瞳孔缩小，它由动眼神经中副交感神经纤维支配。②瞳孔散大肌：呈辐射状，收缩使瞳孔散大，它由交感神经支配。瞳孔的大小主要由环境中光线的亮度所决定，环境较亮时瞳孔缩小，当环境变暗时瞳孔散大。瞳孔大小随照射视网膜光线的强弱而出现的改变，称为瞳孔对光反射。瞳孔对光反射的感受器是视网膜，当强光照射视网膜时产生的电信号经神经传到中脑顶盖前区，更换神经元后与双侧的动眼神经缩瞳核联系，再沿双侧动眼神经中的副交感纤维传出，使瞳孔括约肌收缩，瞳孔缩小。可见，该反射的中枢位于中脑，引起的效应是双侧性的，即光照一侧眼时，双侧瞳孔同时缩小。临床上常检查该反射用于协助神经病变的定位诊断，判断麻醉的深度和病情的危重程度等。瞳孔对光反射与视近物无关。

3. 眼球会聚 当双眼视近物时，发生两眼的眼球内收及视轴同时向鼻侧聚拢的现象，称为眼球会聚。眼球会聚是由两眼内直肌反射性收缩所致，也称为辐辏反射。其目的是使双眼近处物像能落在两眼视网膜的相称点上（中央凹），产生单一清晰的视觉而避免复视。

四、婴幼儿眼的特点

（一）发育早且易受到伤害

胎儿从母亲怀孕的第一天就开始了眼生长发育的全过程。在母亲妊娠期间（尤其是前三个月），眼睛受伤害的概率比较大，如母亲患病、营养不良、接触有害射线和有毒物质等，均可影响到胎儿眼的正常生长发育，造成先天性眼病。

（二）生长发育快

0 ～ 3 岁是眼器官发育的最快时期，正常的视觉发育主要在出生后的几年内形成。一般来说，2 岁前是视觉发育的关键期，6 岁为视觉发育的敏感期。

（三）由生理性远视逐渐变为正常视力

婴幼儿的眼球较小，眼轴长度相对较短，呈远视状态（即生理性远视）（图 5-3）。

随着年龄的增长，眼轴长度逐渐增加，一般到 5 岁左右即可变为正常视力。但如果发育过早停止，表现为发育不良，则为远视状态；如果过度发育，则为近视状态。

（四）晶状体弹性大，调节范围广

婴幼儿的晶状体弹性大，调节能力强，无论是远一点的物体，还是非常近的物体，都能够看得比较清楚。

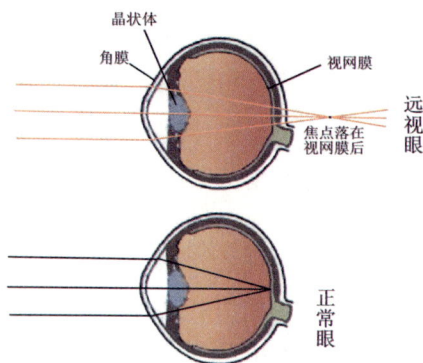

图 5-3　生理性远视

第二节　听觉器官

听觉的外周感受器官是耳（图 5-4），耳的适宜刺激是一定频率范围内的声波振动。耳由外耳、中耳和内耳迷路中的耳蜗部分组成。由声源振动引起空气产生疏密波，后者通过外耳道、鼓膜和听骨链的传递，引起耳蜗中淋巴液和基底膜的振动，使耳蜗螺旋器中的毛细胞产生兴奋。螺旋器中所含的毛细胞，是真正的声音感受装置，外耳和中耳等结构只是辅助振动波到达耳蜗的传音装置。听神经纤维就分布在毛细胞下方的基底膜中，振动波的机械能在这里转变为听神经纤维上的神经冲动，并以神经冲动的不同频率和组合形式对声音信息进行编码，传送到大脑皮层听觉中枢，产生听觉。

一、外耳

外耳由耳郭、外耳道和鼓膜构成。

耳郭主要由软骨组成，表面覆盖着皮肤，是漏斗状结构，有利于接受外界的声波，有"集音"的作用，并有助于声源方向的判断。

外耳道是声波传导的通路，其一端开口于耳郭，另一端终止于鼓膜。成人的外耳道长 2.0～2.5cm，小儿的外耳道长 1.5～2.5cm。它可作为一个共鸣腔，其最佳共振频率 3500Hz，此频率的声波由外耳口传到鼓膜时，其强度可以增强约 10 倍。

耳朵内的腺体会产生耳屎，当过多耳屎干燥凝结成块堵塞外耳道时，可影响正常听力。但由于婴幼儿的外耳道还未发育成熟，切忌使用挖耳勺去除耳屎。婴幼儿的耳屎一般会自动脱落，可以不必特意清理。

鼓膜为一层介于外耳和中耳的薄膜，可以传导声波振动，将声音传入耳内。如果发现婴幼儿有发热、耳朵疼，同时耳朵里流出黄色、带血的分泌物，需要怀疑婴幼儿的鼓膜受损。

二、中耳

中耳由鼓室、咽鼓管、鼓窦和乳突构成。鼓室为有 6 个壁的不规则含气小腔隙，鼓室内有 3 个听小骨——锤骨、砧骨及镫骨，共同构成听骨链，传导声波振动入内耳。中耳的主要功能是将空气中声波振动的能量高效地传递到内耳淋巴液，其中鼓膜和听骨链在声音传递中起重要作用。鼓膜呈椭圆形，面积 50 ～ 90mm^2，厚度约 0.1mm，其形状如同一个浅漏斗，顶点朝向中耳，内侧与锤骨柄相连。鼓膜是一个压力承受装置，具有较好的频率响应和较小的失真度。当频率在 2400Hz 以下的声波作用于鼓膜时，鼓膜可以复制外加振动的频率，其振动可与声波振动同始同终，没有余振。

咽鼓管是连接鼓室和鼻咽部之间的通道，向前内下方倾斜，其在鼻咽部的开口常处于闭合状态，只在吞咽、打哈欠时开放。咽鼓管的主要功能是调节鼓室内的压力，使之与外界大气压保持平衡，这对于维持鼓膜的正常位置、形状和振动性能有重要意义。咽鼓管因炎症阻塞后，鼓室内空气被吸收，可造成鼓膜内陷并影响听力。咽鼓管可调节鼓室内压力和外界大气压，以平衡鼓膜两侧压力，但婴幼儿的管腔相对较宽，鼻咽部炎症易循咽鼓管入侵鼓室。当婴幼儿开始出现挠耳、哭吵不止时，应该考虑婴幼儿是否患有急性中耳炎，最好前往医院就诊。需要注意并不是所有的中耳炎都会致使耳朵内流出脓状物，所以并不能只通过耳朵内是否流出脓状物判断婴幼儿是否患有中耳炎。

三、内耳

内耳由耳蜗、前庭和半规管组成。耳蜗形似蜗牛壳，其上分布有丰富的听觉神经末梢，为人体听觉感受器。耳蜗的主要作用有两方面：①传音功能：将前庭窗所感受的声能传送到毛细胞。②感音功能：将螺旋器感受到的声能转化为听神经的冲动。前庭和半规管为人体位置觉感受器，前庭感受人体的直线加速度运动，而半规管感受旋转变速运动。婴幼儿前庭感觉发育不良会导致平衡感差、注意力不集中、智力发育迟缓等问题，可以在日常生活中帮助婴幼儿做一些平衡感的训练。

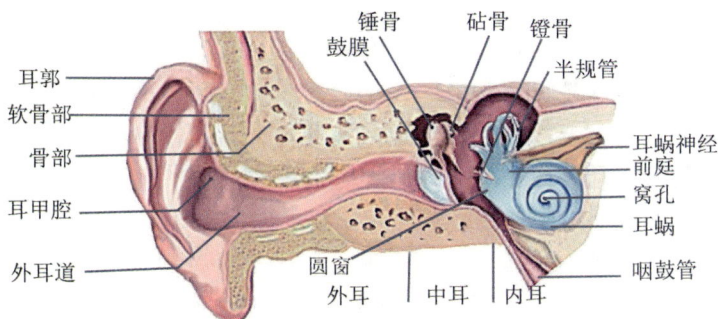

图 5-4　耳的解剖结构图

四、听觉功能

听觉是人耳的主要功能之一。由声源振动引起空气产生的疏密波，通过外耳和中耳的传递到达耳蜗，经耳蜗的感音换能作用，最终将声波的机械能转变为听神经纤维的神经冲动，后者传送到大脑皮质的听觉中枢，产生听觉。

（一）声音的物理特性

人耳的适宜刺激是空气振动的疏密波，通常人耳能感受的声波振动频率为 20～20000Hz。对于每一种频率的声波，都有一个刚好能够引起听觉的最小振动强度，称为听阈。当振动强度在听阈以上继续增加时，听觉的感受也相应增强，但当振动强度增加到某一限度时，会引起鼓膜的疼痛感觉，这个限度称为最大可听阈。

（二）外耳和中耳的功能

1. 外耳的功能 耳郭不仅有收集声波的功能，而且还可帮助判断声源的方向。外耳道是声波传导的通道，可对约 3800Hz 的声波产生最大的共振作用。

2. 中耳的功能 中耳的主要功能是将空气中的声波振动能量高效地传递到内耳淋巴，其中鼓膜和听骨链发挥了重要作用。鼓膜很像电话机受话器中的振膜，能随声波的振动而振动，故能将声波振动如实地传导到中耳。听骨链的三块听小骨形成一个固定角度的杠杆，锤骨柄为长臂，砧骨长脚为短臂，该杠杆的支点刚好在听骨链的重心上，因而在能量传递过程中惰性最小，效率最高。鼓膜振动时，如锤骨柄内移，则砧骨的长脚和镫骨底也做相同方向的内移。声波由鼓膜经听骨链传到前庭窗膜时，其振动的压强增大而振幅略减小，这就是中耳的增压功能，其主要来源于以下两个因素：①鼓膜的实际振动面积约为 $59.4mm^2$，而前庭窗膜的面积只有 $3.2mm^2$。如果听骨链传递时总压力不变，则作用于前庭窗膜上的压强将增大 18.6 倍。②听骨链杠杆的长臂与短臂之比约为 1.3∶1，即锤骨柄较长，这样在短臂一侧的压力将增大为原来的 1.3 倍。因此，整个中耳传递过程中声压增高了 24.2 倍（18.6×1.3）。此外，咽鼓管的主要功能是保持鼓室内压力与外界大气压平衡，这对于维持鼓膜的正常位置、形状和振动性能具有重要意义。

（三）声波传入内耳的途径

声音可通过气传导与骨传导两种途径传入内耳，正常以气传导为主。

1. 气传导 声波经外耳道引起鼓膜振动，再经听骨链和前庭窗膜传入耳蜗的声音传导途径称为气传导，是声波传导的主要途径。此外，鼓膜的振动也可引起鼓室内空气的振动，再经圆窗膜的振动传入耳蜗，这一传导途径也属于气传导，但在正常情况下并不重要，只有当听骨链运动障碍（如鼓膜穿孔）时才发挥作用，但其传音效果很差。

2. 骨传导 声波直接引起颅骨振动，再引起位于颞骨骨质中的耳蜗内淋巴振动，这一传导途径称为骨传导。骨传导的敏感性比气传导低得多，故对于正常听觉作用甚微。当鼓膜或中耳病变引起传音性耳聋时，气传导受损，而骨传导不受影响，甚至相对增强；当耳蜗病变引起感音性耳聋时，气传导和骨传导将同样受损。因此，临床上把音叉或其他振动物体直接贴在颅骨上，检查患者的骨传导情况，用以判断听觉异常的产生部位和原因。

五、平衡觉功能

内耳中的三个半规管、椭圆囊和球囊合称为前庭器官，是人体感知自身运动状态和头部空间位置的感受器，对维持身体平衡起重要作用。

（一）前庭器官的感受细胞

前庭器官的感受细胞也称为毛细胞，它们具有与耳蜗毛细胞类似的结构和功能。每个毛细胞顶部通常有 60 ~ 100 条按一定形式排列的纤毛，其中最长的一条叫动纤毛，位于一侧边缘处，其余较短的纤毛叫静纤毛。当动纤毛和静纤毛都处于自然状态时，毛细胞底部的传入神经纤维有中等频率的持续放电；当静纤毛向动纤毛一侧弯曲时，细胞发生去极化，同时传入神经纤维放电频率增加；当静纤毛向背离动纤毛一侧弯曲时，细胞发生超极化，同时传入神经纤维放电频率减少。因此，当机体的运动状态和头部在空间的位置发生改变时，都能以特定的方式改变前庭器官中毛细胞纤毛的倒向，通过与耳蜗毛细胞相似的换能机制，使相应的传入神经纤维冲动发放频率发生改变，从而将这些信息传到中枢，引起特殊的运动觉和位置觉，并出现相应的躯体和内脏功能的反射性改变。

（二）半规管的功能

半规管能感受旋转变速运动。半规管壶腹嵴中有一排面对管腔的毛细胞，其顶部动纤毛和静纤毛的相对位置固定。在水平半规管内，当内淋巴由管腔流向壶腹时，能使静纤毛向动纤毛一侧弯曲，引起毛细胞兴奋，而当内淋巴离开壶腹时则使毛细胞抑制。因此，当身体围绕不同方向的轴做旋转运动时，相应半规管壶腹嵴中的毛细胞因管腔中内淋巴的惯性作用而受到冲击，顶部静纤毛的弯曲方向亦发生相应改变，导致毛细胞的电活动发生改变。这种信息通过前庭神经传入中枢，引起旋转感觉。

当半规管受到过强、过长时间的刺激时，常引起恶心、呕吐、眩晕、皮肤苍白等现象，称为前庭自主神经性反应。有些人前庭功能过度敏感，一般的前庭刺激也会引起不适反应，如晕船、晕车或航空病等。最特殊的前庭反应是躯体做旋转运动时出现的眼球不自主的节律性运动，称为眼震颤。眼震颤主要由半规管的刺激引起，常用来检测前庭功能是否正常。

（三）椭圆囊和球囊的功能

椭圆囊和球囊能感受头部的空间位置和直线变速运动。椭圆囊和球囊囊斑中的毛细胞纤毛埋植在称为耳石膜的结构内。当人体直立不动时，椭圆囊囊斑所处平面与地面平行，耳石膜在毛细胞纤毛的上方，而球囊囊斑所处平面与地面垂直，耳石膜悬在纤毛的外侧。由于在两种囊斑中每个毛细胞顶部动纤毛和静纤毛的相对位置都不相同，因而能感受各个方向的直线变速运动。

六、婴幼儿耳的特点

婴幼儿的咽鼓管较成人的短，管腔宽，位置水平。因此，鼻、咽等上呼吸道部位的病菌容易沿咽鼓管侵入鼓室，引发中耳炎，而中耳的炎症甚至会导致脑膜炎。婴幼儿的听觉较成人敏锐，故对噪音也更敏感。婴幼儿耳郭的血液循环差，冬天容易引发冻疮。

第三节　皮肤、味觉和嗅觉感受器

一、皮肤

皮肤是人体最大的感觉器官，覆盖于人体表面，主要由表皮、真皮、皮下组织和皮肤附属器如毛发、汗腺、皮脂腺等组成。随年龄和部位的不同，皮肤的厚度也不同。通常成人皮肤厚约 2mm，而新生儿皮肤厚度大约为 1mm，人体手掌和足跖部皮肤较其他地方皮肤稍厚。

皮肤的功能在于保护机体免受外界环境的直接刺激，同时，皮肤还具有调节体温、感觉（各种刺激）、分泌与排泄、（有选择性地）吸收（营养物质）等功能。但是婴幼儿的皮肤保护功能差，主要是由于其皮肤细嫩，角质层薄，真皮层的胶原纤维和弹性纤维少，细菌容易入侵，从而引发皮肤疾病。婴幼儿皮肤调节体温功能差，其散热和保护能力都不及成人，容易受凉或受热。此外，婴幼儿皮肤薄嫩，渗透作用强一些，有害物质，例如有机磷、苯等，容易通过皮肤被人体吸收而引起中毒。

当婴幼儿皮肤出现斑点、红肿时，应怀疑是否患有皮肤过敏。切忌自己随意医治，应及时到医院进行检查。由于婴幼儿皮肤比较娇嫩，不能有效抵御外来物质，故尘螨和霉菌易使婴幼儿过敏。因此，最好能保持婴幼儿周围的环境清洁卫生，尽量减少婴幼儿接触到过敏原的机会。

二、味觉

（一）味觉感受器及其适宜刺激

味觉是人和动物对有味物质的一种感觉。味觉感受器是味蕾，其主要分布在舌背部的表面和舌缘，少数散在于口腔和咽部黏膜表面。味蕾由味细胞、支持细胞和基底细胞组成。味细胞顶端有纤毛，称为味毛，从味蕾表面的味孔伸出，暴露于口腔，是味觉感受的关键部位。细胞周围被感觉神经末梢所包绕。味觉感受器的适宜刺激是食物中有味道的物质，即味质静息时，味细胞的膜电位是 $-40 \sim -60$mV，当给予味质刺激时，可使不同离子的膜电导发生变化，从而产生去极化感受器电位。

（二）味觉的一般性质

人类能区分 4000～10000 种味质，虽然这些味质的味道千差万别，但都是由咸、酸、甜、苦和鲜 5 种基本的味觉组合形成。咸味通常由 NaCl 引起，酸味由 H^+ 引起，引起甜味的主要味质是糖，苦味通常由毒物或有害物质所引起，鲜味一词来自日语，是由谷氨酸钠所产生的味觉。

研究表明，这 5 种基本味觉的换能或跨膜信号转导机制不完全相同。引起咸味的 Na^+ 可通过味毛膜上特殊的上皮钠通道进入细胞内，使膜发生去极化而产生感受器电位。这种钠通道可被利尿剂阿米洛利所阻断而使咸味感觉消失。引起酸味的 H^+ 也能通过这种钠通道进入细胞而抑制咸味感觉，这可以解释为何将酸（如柠檬汁）加在咸的食物上会使其咸味变淡。H^+ 可通过味毛膜上 TRPP3（TRP 家族成员之一）进入细胞内，使膜发生去极化而产生感受器电位。

甜味、苦味和鲜味分由两种味觉受体蛋白家族（T1R 和 T2R）所介导，它们都是蛋白耦联受体。引起甜味的糖分子结合于由 T1R2 和 T1R3 蛋白组成的二聚体味受体，再依次激活 G 蛋白和磷脂酶 C，使细胞内 IP_3 水平增高，然后 IP_3 触发细胞内钙库释放 Ca^{2+}，使胞质内 Ca^{2+} 浓度升高，最后激活味细胞上特异的 TRPM5（TRP 家族成员之一），引起细胞膜发生去极化，继而触发味细胞释放神经递质，作用于味觉初级传入纤维，将味觉信息传入中枢神经系统。

引起苦味的毒物等结合于由 T2R 蛋白家族组成的蛋白耦联受体，其信号转导过程与上述甜味觉的完全相同，但作用的味细胞不同，最终经不同的初级传入纤维传入不同的中枢部位，所以苦味和甜味之间不会发生混淆。引起鲜味的 G 蛋白耦联受体是由 T1R1 和 T1R3 蛋白组成的二聚体。需要注意的是，感受鲜味和甜味的味受体共享 T1R3 蛋白，而 T1R1 蛋白则为鲜味受体所特有，因此对引起鲜味特别重要，缺乏 T1R1 的小鼠失去了分辨谷氨酸和其他氨基酸的能力，但仍能感受甜味。鲜味觉的信号转导过程与甜味觉和苦味觉的过程相同，但从实验分离到的含有鲜味受体的味细胞并不表达甜味受体和（或）苦味受体，所以鲜味同样不可能与甜味和（或）苦味相混。

中枢神经系统能根据不同的传入通路来区分不同的味觉。人舌不同部位的味蕾对不同味质的敏感程度存在差异，一般来说，舌尖对甜味比较敏感，舌两侧对酸味比较敏感，舌两侧的前部对咸味比较敏感，而软腭和舌根部则对苦味比较敏感。味觉的敏感度往往受食物或刺激物本身温度的影响，在 20～30℃之间，味觉的敏感度最高。此外，味觉的分辨力和对某些食物的偏爱，也受血液中化学成分的影响，例如肾上腺皮质功能低下的患者，因其血液中 Na^+ 减少，故喜食咸味食物。动物实验证实，摘除肾上腺的大鼠辨别 NaCl 溶液的敏感性显著提高。

味觉强度与味质的浓度有关，浓度越高，所产生的味觉越强。此外，味觉强度也与唾液的分泌有关，唾液可稀释味蕾处的味质浓度，从而改变味觉强度。

味觉的敏感度随年龄的增长而下降，60 岁以上的人对食盐、蔗糖和硫酸奎宁的检知阈比 20～40 岁的人高 1.5～2.2 倍。味觉感受器也是一种快适应感受器，某种味质长时间刺激时，味觉的敏感度便迅速下降。如果通过舌的运动不断移动味质，则可使适应变慢。

三、嗅觉

嗅觉感受器即嗅细胞，位于上鼻道及鼻中隔后上部的嗅上皮中，是唯一的起源于中枢神经系统且能直接接受环境中化学性刺激的神经元。嗅觉感受器的适宜刺激是空气中有气味的化学物质，通过呼吸，这些分子被鼻腔中的黏液吸收，并扩散到嗅纤毛，与纤毛表面膜上的受体蛋白结合。这种结合可通过 G 蛋白引起第二信使类物质（例如 cAMP）产生，导致膜上门控 Na^+ 通道开放，引起 Na^+ 内流，在嗅细胞的胞体膜上产生去极化型的感受器电位。后者以电紧张方式触发轴突膜产生动作电位，动作电位沿轴突传向眼球，进而传向更高级的嗅觉中枢，引起嗅觉。

自然界能够引起嗅觉的有气味物质达 2 万余种，而人类能明确辨别的气味为 2000～4000 种。目前认为，嗅觉的多种感受是由樟脑味、麝香味、花草味、乙醚味、薄荷味、辛辣味和腐腥味 7 种基本气味组合而形成的。实验发现，每一个嗅细胞只对一种或两种特殊的气味起反应，而且嗅球中不同部位的细胞也只对某种特殊的气味起反应。嗅觉系统也和其他感觉系统类似，各种基本气味是由它们在不同的传导通路上引起不同数量的神经冲动的组合，在中枢引起特有的主观嗅觉感受。嗅觉的一个特点是阈值很低，空气中只要含有极微量的某一种气味物质，即可引起相应的嗅觉。嗅觉的另一个明显特点是适应较快，即当某种气味突然出现时，可引起明显的嗅觉，如果这种气味的物质继续存在，感觉很快减弱，甚至消失。

嗅觉还能引起情绪活动，有些气味可引起愉快的情绪，另一些气味则引起不愉快或厌恶的情绪。嗅觉还有明显的适应现象，但对某种气味适应后，对其他气味的嗅觉仍然不变。

思考题

1. 婴幼儿的眼睛发育有什么特点？
2. 婴幼儿看物体时，眼的调节方式有哪几种？
3. 婴幼儿为什么易发生中耳炎？
4. 声波是如何传入内耳的？
5. 婴幼儿的护肤品、洗涤用品最好是婴幼儿专用的，为什么？

第六章　婴幼儿睡眠

【学习目标】

知识目标：

1. 掌握睡眠的概念；掌握婴幼儿睡眠的生理特点；掌握睡眠与大脑的关系。

2. 熟悉睡眠的时相与周期。

3. 了解睡眠的发生机制。

能力目标：

能根据所学知识判断婴幼儿睡眠是否正常；能根据睡眠与大脑的关系对婴幼儿家长做出正确的睡眠指导。

素质目标：

以具备良好沟通和交流能力的素质为目标，学生能够与婴幼儿及其家长、医护人员等建立有效的沟通，并给予科学的睡眠建议和指导。

睡眠是人类重要的且必需的生理现象。尽管有关睡眠的研究已经进行了上百年，但是其实目前对睡眠功能的了解可能还只是冰山一角。随着对睡眠研究的深入，对睡眠的认识也在发生变化。过去曾认为睡眠是一种被动的休息状态，但现有的研究发现在睡眠的过程中其实大脑处于另一种活跃状态，而这种状态对人体，尤其是儿童的生长和发育都至关重要。

第一节　睡眠的生理特点

一、睡眠的时相

睡眠是一种周期发生的知觉特殊状态，由不同时相组成，对周围环境可相对地不做出反应。

根据睡眠过程中眼电图（EOG）、肌电图（EMG）、脑电图（EEG）的变化和机体活动功能的表现，可将睡眠分为非快速眼球运动睡眠（non-rapid eye movement sleep，NREM sleep）和快速眼球运动睡眠（rapid eye movement sleep，REM sleep）两个时相。

（一）非快速眼球运动睡眠

其又称慢波睡眠（slow wave sleep，SWS）或正相睡眠（orthodox sleep，OS）。根据

脑电图的特点，可将 NREM 睡眠分为 4 个时期。

1. 入睡期（Ⅰ期） 此期是从清醒到睡眠的过渡阶段，是所有睡眠期中睡得最浅的一期，脑电图的特点与清醒时相似，很容易被唤醒。入睡期人的生命体征与新陈代谢逐渐减慢。此期时间很短，很快过渡到Ⅱ期。

2. 浅睡期（Ⅱ期） 此期已进入睡眠状态，但仍然可听到声音，容易被唤醒，身体功能活动继续减慢，肌肉逐渐放松。此期持续 10 ～ 20min。

3. 中度睡眠期（Ⅲ期） 此期肌肉完全放松，生命体征数值下降，但仍然规则，身体很少移动，很难被唤醒。此期持续 15 ～ 30min。

4. 深度睡眠期（Ⅳ期） 此期身体完全松弛且无法移动，极难被唤醒，腺垂体分泌生长激素，人体组织愈合加快。此期持续 15 ～ 30min。

在 NREM 睡眠中，机体感觉功能、骨骼肌反射功能及循环、呼吸、交感神经等系统的活动随睡眠地加深而减慢；同时，腺垂体分泌生长激素明显增多。因此，NREM 睡眠有利于促进生长和体力恢复。长期睡眠不足后，如果任其自然睡眠，则 NREM 睡眠，尤其是深度睡眠将明显增加，以补偿前阶段的睡眠不足。

（二）快速眼球运动睡眠

其又称快波睡眠（fast wave sleep，FWS）或异相睡眠（paradoxical sleep，PS）。此期睡眠的特点是出现眼球阵发性快速运动，脑电波活跃，与觉醒时相似。在 REM 睡眠时，机体表现为各种感觉功能的进一步减退，骨骼肌反射和肌张力减弱，肌肉几乎完全松弛，唤醒阈提高，睡眠深度进一步加深。此外，可间断出现阵发性的眼球快速运动、肢体抽动、血压升高、心率加快、呼吸快而不规则等表现，某些疾病容易在夜间发作，如心绞痛、哮喘、阻塞性肺气肿缺氧性发作等，可能与 REM 睡眠期出现间断的阵发性表现有关。REM 睡眠期间，脑的耗氧量和血流量增多，脑内蛋白质合成加快。REM 睡眠与幼儿神经系统的成熟有密切关系，能够促进学习和记忆。做梦是 REM 睡眠的特征之一，生动充满感情色彩的梦境可以舒缓精神压力，让人们面对内心深处的事情和感受，消除意识中令人忧虑的事情。因此，REM 睡眠对恢复精力、保持情绪平衡十分重要。

二、睡眠的周期

正常情况下，睡眠是一个由 NREM 睡眠和 REM 睡眠发生周期性交替的过程。在成人每次 6 ～ 8h 的睡眠中，平均包含 4 ～ 6 个 NREM—REM—NREM 睡眠周期。每一个睡眠周期为 60 ～ 120min，平均为 90min。

在睡眠周期中，每个时相所占的时间比例随睡眠的进行而有所变化。刚入睡时，NREM 睡眠的Ⅲ期和Ⅳ期睡眠约占 90min，REM 睡眠持续不超过 30min；进入深夜，REM 睡眠会延长到 60min，而 NREM 睡眠的Ⅲ期和Ⅳ期睡眠时间则会相应缩短。因此，NREM 睡眠主要出现在上半夜，在睡眠后期逐渐减少甚至消失；REM 睡眠则多发生在下半夜，在睡眠后期逐渐增加。

在睡眠周期中，两种睡眠时相状态均可直接转变为觉醒状态。但从觉醒状态转为睡眠状态时，只能先进入 NREM 睡眠，而不能直接从觉醒状态进入 REM 睡眠。无论个体在任何一个睡眠时相被唤醒，再继续睡眠时，不会回到其被唤醒的那个睡眠时相中，而是从觉醒状态开始，依次经过 NREM 睡眠和 REM 睡眠。在夜间，若患者的睡眠经常被中断，患者将整夜无法获得深度睡眠和 REM 睡眠，患者正常的睡眠形态受到干扰，睡眠质量大大下降，因此患者就不得不通过增加睡眠总时数来补充缺乏的深度睡眠和 REM 睡眠，以至于造成睡眠形态紊乱。

睡眠周期在白天小睡时也会出现，但各期睡眠时间长短依小睡的时间而定。上午小睡，是后半夜睡眠的延续，REM 睡眠所占的比例较大；下午小睡，NREM 睡眠所占的比例增大，会减少晚上睡眠时 NREM 睡眠的时间。

第二节　睡眠与中枢神经的关系

一、睡眠中枢

目前认为，睡眠是中枢神经系统内发生的主动过程。脑干内存在上行诱导皮层转向睡眠的功能系统，称为脑干网状结构的上行抑制系统。研究表明，脑干的睡眠诱导区主要包括中缝核、孤束核、蓝斑以及网状结构背内侧的一些神经元。睡眠的产生与中枢内某些递质有密切关系，慢波睡眠主要与脑干 5-HT 递质系统活动有关；快波睡眠主要与脑干内去甲肾上腺素、5-HT 以及乙酰胆碱递质系统的功能有关。此外，近年来还发现若干肽类的内源性睡眠因子也与睡眠有关。

二、睡眠中的化学物质和神经化学递质

睡眠是一种主动而不是被动的抑制过程。大量的研究证明慢波睡眠的控制部位是脑干的中缝核，异相睡眠的控制部位是脑桥的蓝斑的中部和尾部，而觉醒的控制部分则与蓝斑的前部及中脑网状结构有关。睡眠和觉醒都属于本能，也是生物钟的一种反应。去甲肾上腺素（NE）与 5-羟色胺（5-HT）是维持睡眠和醒觉状态起决定作用的一对介质。当脑内 NE 含量不变或增高时，降低 5-HT 的含量可引起失眠；当脑内 5-HT 含量正常或增高时，降低 NE 含量则引起嗜睡。血清素是睡眠所必需的。

三、调控睡眠的神经组织

生物节律的周期接近于地球自转周期的叫"24 小时昼夜节律"。睡眠和觉醒的本质首先制约于接近地球自转周期的"24 小时昼夜节律"，后者对前者的制约是通过松果体而作用于脑网状结构等部位。现代研究表明，网状激活系统是调控睡眠和觉醒的基本部位。它开始于脑干下部，延伸至中脑，并包括丘脑的内髓板中线和网状核。电刺激网状激活系统的中脑部位（也包括脑桥和延髓上部的网状结构）可顷刻使睡眠动物觉醒。生物钟所处的位置是不尽相同的。包括人类在内的哺乳类动物，其生物钟存在于下丘脑

"视交叉上核"神经组织。

视交叉上核：它位于两眼视神经交叉点的上方，这个区域蕴含了10000多个对光感觉特别敏锐的神经元。松果体：只有米粒大小的松果体位于视交叉上核内部，它有一个很重要的功能就是产生一种引导睡眠的激素，称为"褪黑素"。

婴幼儿的中枢神经对睡眠有着重要的调控作用。那么，身体是如何知道何时该入睡和醒来的呢？原来，下丘脑的视交叉上核中的细胞就像一个时钟一样，可以监测我们的睡眠和清醒周期。松果体会产生褪黑素，当黄昏来临，天开始变黑，身体内的褪黑素开始分泌。视交叉上核细胞不仅控制每个人的入睡或清醒的时间，也控制体内许多其他系统的功能。事实上，身体内的大部分系统在24h中都有不一样的运行模式。随着多种激素的分泌，血压、心率也会随之变化。因此，为了保障婴幼儿的健康成长，我们需要让他们的睡眠时间得到充分的保障和管理，为婴幼儿的大脑和身体健康发展提供有力的支持。

睡眠是婴幼儿的基本生命活动，良好的睡眠对婴幼儿大脑的发育和生长有着重要的作用。睡眠可以帮助大脑进行神经连接和髓鞘形成，从而促进婴幼儿的脑发育和生长。此外，睡眠还可以消除婴幼儿的疲劳，恢复精力，对记忆力有明显的保护作用。然而，如果婴幼儿缺乏足够的睡眠，其脑细胞发育会受到影响，认知功能也会降低，活力下降。缺乏睡眠的婴幼儿更容易出现注意力不集中、行为问题、情绪问题，以及其他身体和心理健康问题。

第三节　婴幼儿睡眠的发展阶段

睡眠是一种重要的休息方式，是人类生存的必要条件。人的一生中大约有1/3的时间是在睡眠中度过的，而在儿童中这一比例更高。在2岁以前的24个月中，其中13个月是睡眠时间，11个月是清醒活动时间。对于2～5岁的儿童来说，睡眠与清醒的时间各占50%。到青春期睡眠模式基本与成人相类似，每天睡眠时间大约占到1/3。通过睡眠能使机体消除疲劳，恢复精力和体力，从而保持良好的觉醒状态以提高工作效率。睡眠对于维持人类的健康，尤其是促进疾病的康复，具有十分重要的意义。

新生儿平均每天睡11～18h，通常睡眠没有规律，也没有一定的模式。一般母乳喂养的孩子每次睡眠的时间稍短些（2～3h的睡眠），而人工喂养的孩子则稍微长些（3～4h的睡眠）。另外，在新生儿阶段睡眠基本没有白天和黑夜的规律。大概在2～4个月的时候，逐步开始形成睡眠的昼夜节律。新生儿在睡眠过程中有时会有各种动作出现，例如睡觉的时候会笑，会扮鬼脸，会有吸吮动作，也会因为鼻子堵塞呼吸音很重，有时在睡眠中还会不经意地突然抽动一下身体，这些现象都是正常的。

婴儿通常晚上睡9～12h，白天睡2～5h。在婴儿2个月的时候，每天白天睡2～4次，到12个月的时候，白天通常睡1～2次。有时生病、出牙或换环境会使婴儿原有的作息规律被打乱。有时发育过程中的明显进展也会打乱原有的作息规律，例如会爬了或者会拉着家具站起来了等阶段，都有可能出现暂时性睡眠不安。大约在婴儿6个月的时候，具有了一觉睡到天亮的能力，通常也不需要夜间哺喂了。

幼儿一整天睡 12～14h。在 18 个月的时候，大多数幼儿基本不在上午小睡，通常他们都会在午后睡 1.5～3h。每个幼儿的睡眠时间都不相同，但是，对于每个幼儿来说，每天的睡眠时间应该基本保持稳定。当然，有时因为生病、生活常规变化或者家里发生了意外事件，这些都会影响到幼儿的睡眠。这个年龄阶段比较多见的是在入睡过程中因为要和父母分开而产生的分离焦虑。大多数幼儿从 2～3 岁开始从婴儿床移到床上睡觉。如果父母过早期望孩子能够离开婴儿床睡，那也可能会打乱孩子的睡眠。

思考题

1. 婴幼儿睡眠有什么特点？

2. 睡眠受哪些神经组织的调控？

第七章　婴幼儿呼吸系统

【学习目标】

知识目标：

1. 掌握婴幼儿呼吸系统的组成与解剖特点；掌握肺通气、肺换气的概念；掌握婴幼儿呼吸运动的特点。

2. 熟悉肺通气、肺换气的发生机制。

3. 了解呼吸运动的神经调控。

能力目标：

能根据所学知识判断婴幼儿呼吸是否正常；能根据婴幼儿呼吸系统器官的结构特点对婴幼儿家长做出正确的保护性指导。

素质目标：

具备探索精神，能够自主学习和跟踪最新的婴幼儿呼吸系统研究进展。

机体活动和维持体温所需要的能量都来自体内营养物质的生物氧化。在氧化过程中，机体不断消耗氧并产生二氧化碳。由于氧和二氧化碳都不能在体内大量贮存，故而机体必须不断地从外界环境摄取氧气并将二氧化碳排出体外。机体与外界环境之间的气体交换过程称为呼吸。呼吸是维持机体新陈代谢和功能活动所必需的基本生理过程之一。

呼吸系统的功能与血液循环系统的功能紧密相连，气体在肺部与外界环境之间进行交换依赖于肺循环，而在全身器官组织与细胞进行交换则依赖于体循环。另外，呼吸系统和肾脏共同调节机体的酸碱平衡和维持内环境的稳定。

第一节　婴幼儿呼吸系统的解剖特点

呼吸系统以环状软骨为界划分为上、下呼吸道。上呼吸道包括鼻、鼻窦、咽、咽鼓管、会厌、喉；下呼吸道包括气管、支气管、毛细支气管、呼吸性细支气管、肺泡管及肺泡。

一、上呼吸道

婴幼儿鼻根扁而宽，腔相对较短，后鼻道狭窄，黏膜柔嫩，血管丰富，无真毛，因此易受感染，感染后鼻腔易堵塞而致呼吸困难和吸吮困难。同时由于鼻窦黏膜与鼻腔黏膜相延续，故急性炎可累及鼻窦，其中以上颌窦和筛窦最易感染。咽扁桃体在婴幼儿出生后 6 个月已发育，腭扁桃体 1 岁末才逐渐增大，在 4 ～ 10 岁时发育达高峰，14 ～ 15 岁时又逐渐退化，因此扁桃体炎常见于年长儿。婴幼儿咽部富有淋巴组织，鼻咽和咽部相对窄小且垂直，当咽后壁淋巴组织感染时，可发生咽后壁脓肿。婴幼儿咽鼓管宽、直、短，呈水平位，故鼻咽炎时易致中耳炎。儿童喉部呈漏斗形，相对较窄，软骨柔软，黏膜柔嫩，富有血管及淋巴组织，故感染后易发生充血、水肿，引起喉头狭窄，出现声音嘶哑和吸气性呼吸困难。

二、下呼吸道

婴幼儿气管和支气管的管腔相对狭窄；软骨柔软，缺乏弹力组织，支撑作用小；黏膜血管丰富，黏液腺分泌不足，气道较干燥，纤毛运动差，清除能力弱，因此易发生感染导致呼吸道阻塞。儿童右侧支气管粗短，走向垂直，是主支气管的直接延伸，因此异物易进入右侧支气管。儿童肺泡数量较少，肺的弹力纤维发育差，血管丰富，间质发育旺盛，使肺含血量丰富而含气量相对较少，故易发生肺部感染，引起间质性炎症、肺不张或肺气肿等。肺门处有大量的淋巴结与肺脏各部分相联系，肺部炎症可引起肺部淋巴结反应。

三、胸廓和纵隔

婴幼儿胸廓上下径较短，前后径相对较长，呈圆桶状；肋骨呈水平位，膈肌位置较高；呼吸肌发育差。呼吸时胸廓运动幅度小，肺不能充分扩张、通气和换气，易因缺氧和二氧化碳潴留而出现青紫。婴儿胸壁柔软，很难抵抗胸腔内负压增加所造成的胸廓塌陷，因而肺的扩张受限。婴儿膈肌和肋间肌中耐疲劳的肌纤维数量少，新生儿仅有 25%，3 个月时亦只有 40%，1 岁时达成人水平（50% ～ 60%），故易引起呼吸衰竭。儿童的纵隔相对较成人大，占胸腔内相当的空间，因而肺的扩张易受到限制。纵隔周围组织松软，富有弹性，在气胸或胸腔积液时易发生纵隔移位。

第二节　肺通气

肺通气是指肺与外界环境之间的气体交换过程。气体由外界流入肺内为吸气，自肺内流出为呼气。实现肺通气的主要结构包括呼吸道、肺、胸廓和胸膜腔等。按照物理学原理，气体总是从压力高处向压力低处流动。所以，气体进出肺必须在肺泡气与外界大气之间存在一定的压力差，才能实现肺通气。

一、肺通气的动力

实现肺通气的直接动力是肺内压和大气压之间的压力差。肺扩张时，肺内压低于大气压，产生吸气；肺缩小时，肺内压高于大气压，导致呼气。肺本身不能主动扩张和缩小，但借助于胸廓的运动，再加上胸膜腔的特殊结构，使得肺能随胸廓一起扩大或缩小。

(一) 呼吸运动

呼吸肌收缩舒张引起的胸廓扩大和缩小称为呼吸运动。使胸廓扩大产生吸气动作的肌肉为吸气肌，主要有膈肌和肋间外肌；使胸廓缩小产生呼气动作的是呼气肌，主要有肋间内肌和腹肌。此外，还有一些辅助吸气肌，如斜角肌、胸锁乳突肌等。

1. 呼吸运动的过程

（1）吸气：平静呼吸时，吸气主要由膈肌和肋间外肌收缩来完成，吸气是主动的。膈肌收缩时，增大了胸腔的上下径，肋间外肌收缩时，增大了胸腔的前后径和左右径。胸腔的上下、前后和左右径增大，引起胸腔和肺容积的增大，肺内压低于大气压，外界气体进入肺内，完成吸气。

（2）呼气：平静呼吸时，呼气由膈肌和肋间外肌舒张所致。膈肌和肋间外肌舒张时，肺依靠其自身的回缩力而回位，并牵引胸廓，使之缩小，从而引起胸腔和肺容积的减小，肺内压高于大气压，肺内气体被呼出，完成呼气动作。所以，平静呼吸时呼气是被动的。

2. 呼吸运动的形式

（1）平静呼吸和用力呼吸：安静状态下的呼吸运动称为平静呼吸。其特点是呼吸运动较为平稳均匀，呼吸频率为 12 ~ 18 次 / 分，吸气是主动过程，呼气是被动过程。机体活动时，吸入空气中 CO_2 含量增加或 O_2 含量减少时，呼吸将加深、加快，这种形式的呼吸运动称为用力呼吸或深呼吸，这时除膈肌和肋间外肌收缩外，胸锁乳突肌、胸肌和背肌等辅助吸气肌也参与收缩，使胸廓进一步扩大，吸气运动增强，吸入更多的气体。用力呼气时，除吸气肌舒张外，还有腹壁肌、肋间内肌等辅助呼气肌主动收缩，此时呼气动作也是主动过程。肋间内肌收缩时使胸腔的前后、左右径进一步缩小，呼气运动增强，呼出更多的气体。腹肌收缩使胸腔容积缩小，协助呼气。

（2）胸式呼吸和腹式呼吸：如果呼吸运动主要由肋间外肌的活动引起，则胸壁的起落动作比较明显，称为胸式呼吸。如果呼吸运动主要由于膈肌的活动引起，腹壁的起落动作比较明显，称为腹式呼吸。通常成人呼吸运动呈现腹式和胸式的混合式呼吸，在婴儿（胸廓的发育相对迟缓）、胸膜炎、胸腔积液等使胸部活动受限时以腹式呼吸为主。在肥胖、妊娠后期、腹腔巨大肿块、严重腹水等情况下，膈肌运动受阻，则以胸式呼吸为主。

(二) 肺内压

1. 呼吸过程中肺内压的变化　在呼吸过程中，肺内压呈现周期性变化。在呼吸暂停、声带开放、呼吸道畅通时，肺内压与大气压相等。吸气初，肺容积增大，肺内压暂时下降，低于大气压，气体进入肺泡；随着肺内气体逐渐增加，肺内压也逐渐升高；至吸气末，肺内压已升高到与大气压相等，气流停止。而在呼气初，肺容积减小，肺内压升高，高于大气压，气体流出肺，使肺内气体逐渐减少，肺内压逐渐下降；至呼气末，肺内压又降到与大气压相等。

平静呼吸时，吸气时的肺内压较大气压低 1～2mmHg，呼气时的肺内压较大气压高 1～2mmHg。用力呼吸时，肺内压变动幅度增大。当呼吸道不够通畅时，肺内压的波动将更大，呼气时肺内压可高达 60～140mmHg。

2. 人工呼吸的原理 当机体因某种原因（如溺水、电击等）不能进行呼吸运动时，应及时采用人工呼吸。人工呼吸即人为地造成肺内压和大气之间的压力差来维持肺通气。人工呼吸的方法很多，如用人工呼吸机或口对口的人工呼吸法进行正压通气，或者有节律地挤压胸廓的负压通气等。

（三）胸膜腔内压

胸膜腔内压指胸膜腔内的压力。胸膜腔实际为一潜在腔隙，其中仅有少量浆液。胸膜腔内的浆液有两方面的作用：一是在两层胸膜之间起润滑作用，减小呼吸运动时的摩擦；二是浆液分子间的内聚力使两层胸膜贴附在一起，不易分开，因而肺就可以随胸廓的运动而运动。

1. 胸膜腔内压及其测定 胸膜腔内压可用两种方法进行测定：一是直接法，即将与检压计相连接的注射针头斜刺入胸膜腔内，检压计的液面即可直接指示胸膜腔内的压力。二是间接法，即让受试者吞下带有薄壁气囊的导管至下胸部食管，测量呼吸过程中食管内压的变化来间接指示胸膜腔内压的变化。经测量，胸膜腔内压力通常比大气压低，为负压，并且该负压值随呼吸运动而变化。在平静呼吸时，不论是吸气还是呼气，胸膜腔内压均低于大气压，呈负压状态。平静呼气末胸膜腔内压为 -5～-3mmHg，吸气末为 -10～-5mmHg。关闭声门，用力吸气时，胸膜腔内压可降至 -90mmHg，用力呼气时，可升高到 110mmHg。

2. 胸膜腔负压的形成 胸膜腔负压的形成是因为胸膜腔是一个密闭的潜在腔隙，并且在生长发育过程中胸廓的生长速度比肺快，从出生后第一次呼吸开始，肺便被充气而始终处于被动扩张状态，而胸廓则因为肺的牵拉容积小于其自然容积，故在平静呼吸时，胸膜腔始终受到肺和胸廓两个弹性体所产生的方向相反的两个回缩力的作用。肺的弹性回缩力的方向向内，而胸廓的弹性回缩力的方向向外，其结果使胸膜腔内的压力成为负压，这就类似注射器的活塞，当受到两个方向的力的作用时，针筒内成为负压而将液体吸入。

3. 胸膜腔负压的生理意义 ①维持肺的扩张状态，并随胸廓的运动而张缩，保证肺通气和肺换气顺利进行。②降低中心静脉压，促进胸腔淋巴液和静脉血回流。

如果胸膜受损（如胸壁贯通伤或肺损伤累及胸膜脏层时），胸膜腔与大气相通，气体将顺压力差进入胸膜腔而造成气胸。此时，胸膜腔负压减小，甚至消失或变为正压，肺将因其本身的回缩力而塌陷，造成肺不张，从而影响肺通气功能，并导致静脉回心血量骤减，患者可出现休克，如不及时抢救则可危及生命。

二、肺通气的阻力

肺通气过程中所遇到的阻力称为肺通气阻力，可分为弹性阻力和非弹性阻力两类。

（一）弹性阻力

外力作用于弹性物体使之变形时所遇到的阻力称为弹性阻力，弹性阻力大则不易变形，弹性阻力小则易变形。呼吸器官的弹性阻力包括肺的弹性阻力和胸廓的弹性阻力两方面，是平静呼吸时的主要阻力，约占肺通气总阻力的 70%。

1. 肺的弹性阻力　肺的弹性阻力有 2/3 左右来自肺泡表面液 – 气界面所产生的肺泡表面张力，1/3 左右来自肺组织的弹性成分，两者共同形成阻止肺扩张的力量。

2. 胸廓的弹性阻力　胸廓的弹性阻力来自胸廓的弹性成分。胸廓处于自然位置时的肺容量，相当于肺总容量的 67% 左右，此时胸廓无变形，不表现出弹性阻力。只有当它扩张或缩小发生弹性变形时，才表现出弹性阻力。当肺容量小于肺总容量的 67% 时，胸廓被牵引向内而缩小，其弹性阻力向外，是吸气的动力、呼气的阻力；当肺容量大于肺总容量的 67% 时，胸廓被牵引向外而扩大，其弹性阻力向内，成为吸气的阻力、呼气的动力。所以，胸廓的弹性阻力既可能是吸气或呼气的阻力，也可能是吸气或呼气的动力，视胸廓的位置而定。这与肺的情况不同，肺的弹性阻力总是吸气的阻力。

3. 肺与胸廓的顺应性　顺应性是指在外力作用下弹性组织的可扩张性，容易扩张者，顺应性大，弹性阻力小；不易扩张者，顺应性小，弹性阻力大。可见，顺应性是弹性阻力的倒数，即顺应性（C）与弹性阻力（R）呈反比关系：

$$顺应性（C）= \frac{1}{弹性阻力（R）}$$

顺应性的大小，通常用单位压力变化下所能引起的容积变化来表示，即压力每升高 1cmH$_2$O 时，容积增加了多少升（L）：

$$顺应性（C）= \frac{容积改变（\Delta V）}{压力改变（\Delta P）}（\frac{L}{cmH_2O}）$$

（1）肺的顺应性：肺的顺应性是指在一定的跨肺压（即肺内压与胸膜腔内压之差）作用下所产生的容量变化。测定时，可先将导管送入食管，在呼吸暂停的情况下，测定食管内压以反映胸膜腔内压；吸入一定量空气后，再暂停呼吸，测定食管内压。由先后两次食管内压差和吸入气体的量，即可算出顺应性，正常约为 0.2L/cmH$_2$O。

（2）胸廓的顺应性：胸廓的顺应性是指在一定跨壁压（大气压与胸膜腔内压之差）作用下胸廓的容积变化。用间接方法可测出正常情况下胸廓的顺应性约为 0.2L/cmH$_2$O。胸廓的顺应性可因肥胖、胸廓畸形、胸膜增厚和腹内占位病变等而降低。

（3）肺和胸廓的总顺应性：肺和胸廓总弹性阻力为两者弹性阻力之和，而顺应性为弹性阻力的倒数，故肺和胸廓的总顺应性可用下列公式计算：

$$\frac{1}{肺和胸廓总顺应性} = \frac{1}{肺顺应性} + \frac{1}{胸廓顺应性}$$

如以顺应性来表示，其平静呼吸时总顺应性为 $0.1L/cmH_2O$。

（二）非弹性阻力

非弹性阻力主要包括惯性阻力、黏滞阻力和气道阻力，约占总阻力的30%。非弹性阻力只在呼吸动态过程中才表现出来，属于动态阻力。非弹性阻力的大小主要与呼吸运动的速度和深度有关，平静呼吸时，气流速度缓慢，非弹性阻力很小。呼吸道阻力是非弹性阻力的主要成分，占80%～90%，它主要是气流通过呼吸道时气体分子间和气流与管壁间产生的摩擦阻力。健康人平静呼吸时，总呼吸道阻力为 $1.02 \sim 3.06cmH_2O/$（L/s）（L/s为单位时间内气体流量）。

呼吸道阻力受气流速度、气流形式和呼吸道管径等因素影响。呼吸运动加深加快时，呼吸道阻力因气流速度加快而增大，而且还因气流出现湍流增多而增大。呼吸道管径的改变是影响呼吸道阻力的另一个重要因素，管径变小则呼吸道阻力增大，管径变大则呼吸道阻力减小。呼吸道管径的调节则主要通过调节气道平滑肌来完成。

（三）呼吸功

呼吸功是指在呼吸运动中，呼吸肌为克服弹性阻力和非弹性阻力实现肺通气时所做的功。通常以单位时间内压力变化和容积变化的乘积计算。正常人平静呼吸时，呼吸功在每分钟2.9～5.9J，其中2/3用来克服弹性阻力，1/3用来克服非弹性阻力。劳动或运动时，非弹性阻力增大，呼气也成为主动过程，需要消耗能量，则呼吸功增加。在病理情况下，不论是弹性阻力增大还是非弹性阻力增大，都将使呼吸功增加。平静呼吸时，呼吸功主要用于吸气运动，呼吸耗能仅占全身耗能的3%。剧烈运动或劳动时，呼吸耗能可升高25倍，但由于全身总耗能也增大15～20倍，所以呼吸耗能仍只占总耗能的3%～4%。

第三节　呼吸气体的交换

一、气体交换的动力

按照物理学的规律，两个含有不同浓度气体的容器如果相连通，气体即顺浓度差从浓度高的一侧向浓度低的一侧扩散。肺泡和血液之间的呼吸膜平均厚度约 $0.6\mu m$，能让脂溶性的 O_2、CO_2 和 N_2 等气体分子自由扩散，扩散的方向只取决于各气体本身的分压差，而与其他气体无关。

呼吸气体交换是指肺泡和血液之间、血液和组织之间氧和二氧化碳的交换过程。这种交换是通过气体扩散进行的。所谓扩散是指气体分子从高分压向低分压处的净转移，气体分压差是该气体扩散的动力。

二、肺换气

（一）肺泡气、血液及组织中的氧分压和二氧化碳分压

人体吸入空气的主要成分是 O_2 和 N_2，其中 O_2 约占 20.96%，N_2 约占 79.00%，CO_2 含量约占 0.04%。N_2 既不是组织需要的气体，也对机体无害，可视为无关气体，呼吸气体主要包括 O_2 和 CO_2 两种气体。由肺内呼出的气体，其容积百分比已有显著改变，O_2 减少到 16.4%，CO_2 却增加至 4.1%。肺泡气与呼出气的成分又不同，因为呼出气除来自肺泡气外，还混有上次吸入的存留于解剖无效腔中的新鲜空气，故含 O_2 量较肺泡气高，而 CO_2 量则低于肺泡气。肺泡气总压力为 713mmHg，按各气体所占容积计算，则 PO_2 为 104mmHg，PCO_2 为 40mmHg。流经肺毛细血管的静脉血，可以不断从肺泡气中获得 O_2 并释放出 CO_2 成为动脉血；而动脉血在流经组织毛细血管时，O_2 可被组织细胞摄取利用，而组织代谢产生的 CO_2 则扩散进入血中，使动脉血又成为静脉血，所以动、静脉血中所含的气体量和分压各不相同。动脉血中 PO_2 约为 100mmHg，PCO_2 约为 40mmHg；混合静脉血中 PO_2 约为 40mmHg，PCO_2 约为 46mmHg。组织代谢消耗 O_2 的同时产生 CO_2，所以组织中的 PO_2 仅为 30mmHg，PCO_2 则可达 50mmHg（表 7-1）。

表 7-1　空气、肺泡气、血液和组织内 O_2 和 CO_2 的分压（mmHg）

	空气	肺泡气	混合静脉血	动脉血	组织
PO_2	159	104	40	100	30
PCO_2	0.3	40	46	40	50

（二）肺换气

1. 肺泡气体交换过程　肺换气是指肺泡与肺毛细血管血液之间的气体交换过程。当混合静脉血流经肺毛细血管时，其 PO_2 为 40mmHg，比肺泡气 PO_2 低，肺泡气中的 O_2 顺分压差由肺泡向血液扩散；混合静脉血的 PCO_2 约为 46mmHg，混合静脉血流经肺毛细血管时，肺泡气的 PCO_2 为 40mmHg，所以，CO_2 则以相反方向由血液扩散进入肺泡。O_2 和 CO_2 的扩散都极迅速，约 0.3s 即可达到平衡。通常情况下，血液流经肺毛细血管的时间约 0.7s，所以当血液流经肺毛细血管全长约 1/3 时，静脉血就已变成了动脉血（图 7-1）。

2. 影响肺泡气体交换的因素　除气体分压差外，其影响因素还有气体溶解度、扩散面积、扩散距离、气体分子质量、温度及通气/血流比值等。其中气体溶解度、温度和分子质量的影响，前文已述及，现简要介绍扩散面积、扩散距离及通气/血流比值等因素的影响。

（1）呼吸膜的面积：在肺部，扩散面积是指与毛细血管血液进行气体交换的呼吸膜

面积。单位时间内气体扩散量与扩散面积成正比，扩散面积大则单位时间内扩散的气体量多。正常成年人约有 3 亿多个肺泡。安静状态下，呼吸膜的扩散面积约为 $40m^2$，而在运动或劳动时，则因肺毛细血管舒张和开放数量增多，扩散的面积可增大到 $70m^2$ 以上。当肺本身病变（如肺不张、肺实变等）或毛细血管阻塞时，可使肺扩散面积减小。

（2）呼吸膜的厚度：呼吸膜的厚度即气体的扩散距离，肺泡气透过呼吸膜与血液进行气体交换。气体扩散速率与扩散距离即呼吸膜的厚度成反比，呼吸膜愈厚，扩散速率就愈慢。正常呼吸膜的平均厚度约为 $0.6\mu m$，故气体扩散速率很快。在病理情况下，任何因素使呼吸膜增厚都会降低气体扩散速率，如肺纤维化和肺水肿等。

（3）通气 / 血流比值：通气 / 血流比值是指每分肺泡通气量（$\dot{V}_A$）与每分肺血流量（$\dot{Q}$）的比值。因为肺泡气体交换是在肺泡和肺毛细血管之间通过呼吸膜来完成的，因此其交换效率不仅受呼吸膜的影响，而且也受肺泡通气量、肺血流量及两者比值的影响。正常人安静时肺泡通气量约为 4.2L/min，心排血量（右心排血量，也就是肺血流量）约为 5L/min，则通气 / 血流比值（$\dot{V}_A/\dot{Q}$）为 0.84，此匹配最为合适，即流经肺部的混合静脉血能充分地进行气体交换，全部变成动脉血。如果通气 / 血流比值增大，说明通气过度或血流减少，表示有部分肺泡气不能与血液充分进行气体交换，使生理无效腔增大；如果因通气不良或血流过多，导致通气 / 血流比值减小，则表示有部分静脉血未能充分进行气体交换而混入动脉血中，如发生功能性动 - 静脉短路一样。以上两种情况都使气体交换的效率或质量下降。因此（$\dot{V}_A/\dot{Q}$）比值可作为检测肺换气功能的指标。

正常成年人在直立时，由于重力作用，肺各个局部的通气量和血流量分布不均匀。肺尖部的通气量和血流量都较肺底部少，但血流量的减少较通气量的减少更为显著，因此在肺尖部通气 / 血流比值可增大到 3.3，而肺底部该比值降低为 0.63。这些区域性差异用整体通气 / 血流比值反映不出来。因此在临床上，了解肺不同部位的通气 / 血流比值较总通气 / 血流比值更有意义。

三、组织换气

气体在组织的交换机制、影响因素与肺泡处相似，所不同的是交换发生于液相介质（血液、组织液、细胞内液）之间，而且扩散膜两侧的 O_2 和 CO_2 的分压差随细胞内氧化代谢的强度和组织血流量而异。在组织内由于 O_2 被细胞利用，PO_2 降到 30mmHg 以下，组织代谢产生的 CO_2 可使 PCO_2 升至 50mmHg 以上。当动脉血流经组织毛细血管时，O_2 顺分压差由血液向组织扩散，CO_2 则由组织细胞向血液扩散，动脉血因失去 O_2 和得到 CO_2 而变成静脉血（图 7-1）。CO_2 分压差虽不如 O_2 的分

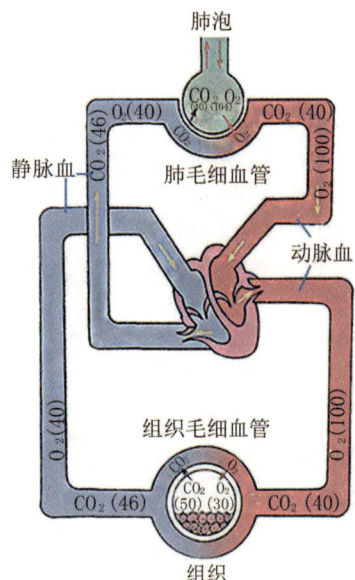

数字为气体分压（mmHg）

图 7-1　肺换气和组织换气示意图

压差大，但它的扩散速度比 O_2 快，故仍能迅速完成气体交换。

第四节　呼吸运动的调节

呼吸运动的意义在于保证肺与外界的气体交换，从而提供机体代谢所需要的 O_2，同时排出体内代谢产生的 CO_2，维持内环境 PO_2、PCO_2 和 pH 值的相对稳定。呼吸运动是整个呼吸过程的基础，呼吸肌的节律性舒缩活动受到中枢神经系统的自主性和随意性双重控制。呼吸节律起源于呼吸中枢。呼吸运动的深度和频率可随体内外环境的改变而发生相应变化，以适应机体代谢的需要。如在一定限度内的随意屏气或加深加快呼吸就是靠大脑皮层随意控制实现的，虽然人们可以随意屏气，但是随着屏气持续时间延长，低位脑干自主调节的呼吸驱动就会增加，最终在自主呼吸控制系统的调节下产生吸气。如在运动时，代谢增强，呼吸运动加深加快，肺通气量增大，机体可摄取更多 O_2 排出更多 CO_2。机体在完成其他某些功能活动（如说话、唱歌、吞咽及喷嚏反射、咳嗽反射等）时，呼吸运动也将受到相应调控，使其他功能活动得以实现。

一、呼吸中枢

呼吸中枢是指在中枢神经系统内产生呼吸节律和调节呼吸运动的神经元细胞群。呼吸中枢广泛分布于中枢神经系统各级水平，包括大脑皮层、间脑、脑桥、延髓和脊髓等。其中延髓呼吸中枢最为重要，是呼吸节律起源的关键部位。

（一）脊髓

脊髓中支配呼吸肌的运动神经元位于第 3～5 颈段（支配膈肌）和胸段（支配肋间肌和腹肌）脊髓前角。早期研究证明，在延髓和脊髓之间离断脊髓，呼吸即行停止，可以认为节律性呼吸运动不在脊髓产生。脊髓只是联系上位脑与呼吸肌的中继站和整合某些呼吸反射的初级中枢。

（二）低位脑干

1. 延髓　实验证明，基本呼吸节律产生于延髓。用微电极记录神经元的电活动表明，在低位脑干内有的神经元呈节律性放电，并和呼吸周期有关，称为呼吸相关神经元或呼吸神经元。在吸气相放电的为吸气神经元，在呼气相放电的为呼气神经元，在吸气相放电并延续至呼气相的为吸气－呼气神经元，反之为呼气－吸气神经元。吸气－呼气神经元和呼气－吸气神经元均为跨时相神经元。

2. 脑桥　在脑桥前部，呼吸神经元相对集中于臂旁内侧核（NPBM）和相邻的 Kölliker-Fuse（KF）核，合称 PBKF 核群。其中含有一种跨时相神经元，其表现为吸气相与呼气相转换期间发放冲动增多。PBKF 核群和延髓的呼吸神经核团之间有双向联系，形成调控呼吸的神经元回路。将猫麻醉后，切断双侧迷走神经，损毁 PBKF 核群，可出现长吸式呼吸，这说明脑桥上部有抑制吸气的中枢结构，称为脑桥呼吸调整中枢。该中枢主要位于 PBKF 核群，其作用为限制吸气，促使向呼气转换，防止吸气过长过深。

(三) 大脑皮层

大脑皮层可以随意控制呼吸，发动说话、唱歌、进食等，在一定限度内停止呼吸或用力加快呼吸。大脑皮层运动区通过皮质脊髓束和皮质脑干束控制呼吸运动神经元的活动，是一种随意调节呼吸的系统，而低位脑干呼吸中枢是一不随意的自主呼吸节律调节系统。

二、呼吸节律

关于呼吸节律的形成，目前有起步细胞学说和神经元网络学说。起步细胞学说认为，延髓内有与窦房结起搏细胞相类似的具有起步样活动的呼吸神经元，产生呼吸节律。有实验证明前包钦格复合体（PBC）有起步样放电活动，认为它可能起呼吸节律发生器的作用，是呼吸节律起源的关键部位。神经元网络学说认为，延髓内呼吸神经元通过相互兴奋和抑制而形成复杂的神经元网络，在此基础上产生呼吸节律。平静呼吸时，由于吸气是主动的，故有人提出吸气活动发生器和吸气切断机制模型，认为延髓有一些起着吸气发生器作用的神经元，引起吸气神经元呈渐增性放电，产生吸气；另有一些起着吸气切断机制作用的神经元，当其活动增强达到一定阈值时，使吸气活动终止（切断吸气）而转为呼气。呼气末吸气切断机制的活动减弱，吸气活动便再次发生。激活吸气切断机制神经元的兴奋来自吸气神经元、脑桥臂旁内侧核和肺牵张感受器。切断迷走神经或损毁臂旁内侧核或两者，吸气切断机制达到阈值所需时间就会延长，吸气因而延长，呈长吸式呼吸。这两种学说中，何种为主导作用尚无定论，普遍看法是 PBC 的起步细胞固然重要，但神经元网络对于正常节律性呼吸活动的方式和频率的维持也是必不可少的。

第五节　婴幼儿呼吸的生理特征

一、婴幼儿呼吸的生理特点

呼吸的目的主要是保证气体交换的正常进行。小儿呼吸的特点以婴儿时期最为明显。小儿肺脏的容量相对成人较小，按体表面积计算肺容量是成人的 1/7，而代谢水平及氧气的需要则相对地较高。按体表面积计，1 岁小儿的代谢为成人的 1.6 倍，而潮气量仅为成人的 40% ～ 50%，从满足机体代谢需要考虑，小儿的肺容量处于相对不利的地位。由于小儿胸廓解剖特点的限制，要满足机体代谢的需要，只有采取浅快的呼吸作为消耗能量最少的方式，故小儿呼吸频率较快。年龄越小，呼吸越快。

婴儿的胸壁高度柔软，在呼吸负担增大时难于有效地增加通气量。由于婴儿横膈肌纤维的化学成分和解剖特点，婴儿在呼吸负担增加时易于出现呼吸肌疲劳。由于婴儿功能残气量相对小，其肺内氧储备也小于成人，但氧消耗量却相对较高，因此在呼吸功能不全时易于出现氧供应不足。值得注意的是新生儿组织耐受缺氧的能力比成人强，可能与新生儿细胞在缺氧时可代谢乳酸和酮体有关。

由于以上的呼吸特点，婴幼儿在应付额外负担时的储备能力较成人差。如婴幼儿肺炎时，其代偿缺氧的呼吸量最多不过增加 2.5 倍左右，故易发生呼吸衰竭。

二、婴幼儿呼吸的神经调控

呼吸神经调控的总目标是从能量消耗和机械角度出发，用最经济的方法维持血气的稳定。呼吸中枢根据生理需要对不同的刺激进行调控，不同年龄段的儿童又有所不同。如婴儿吃奶时，由于部分呼吸肌受抑制，可有暂时的通气下降。新生儿的喉反射可强烈抑制呼吸，如小婴儿误吸和强烈的喉刺激可发生危险的窒息。

三、婴幼儿时期的呼吸动态

婴儿时胸廓活动范围小，呼吸肌发育不全，所以呼吸时肺主要向膈肌方向扩张，呈腹（膈）式呼吸。2 岁时腹腔器官下降，肋骨前端逐渐下降而形成斜位，与脊柱间形成锐角，呼吸肌也随年龄而发达，吸气时胸腔的前后径和横径显著增大，于是小儿开始出现胸腹式呼吸。7 岁以后混合式呼吸占 4/5，腹式呼吸占 1/5。

思考题

1. 呼吸系统的主要组成是什么？

2. 婴幼儿呼吸系统的解剖和生理特点有哪些？

第八章　婴幼儿循环系统

【学习目标】

知识目标：

1. 掌握婴幼儿循环系统的发育特点。

2. 了解婴幼儿循环系统的组成结构及其功能。

能力目标：

能根据所学知识判断婴幼儿心脏、血管发育是否正常；能够根据婴幼儿循环系统的发育特点提出合理的照护措施。

素质目标：

具备探索精神，能够自主学习和跟踪最新的婴幼儿循环系统研究进展。

　　循环系统是一个相对封闭的管道系统，包括起主要作用的心血管系统和起辅助作用的淋巴系统。心血管系统由心脏、血管和存在于心腔与血管内的血液组成，血管部分又由动脉、毛细血管和静脉组成。在整个生命活动过程中，心脏不停地跳动，推动血液在心血管系统内循环流动，称为血液循环。血液循环的主要功能是完成体内的物质运输：运送细胞新陈代谢所需的营养物质和 O_2 到全身，以及运送代谢产物和 CO_2 到排泄器官。此外，由内分泌细胞分泌的各种激素及生物活性物质也通过血液循环运送到相应的靶细胞，实现机体的体液调节；机体内环境理化特性相对稳定的维持以及血液的防卫免疫功能的实现依赖于血液的循环流动。循环功能一旦发生障碍，机体的新陈代谢便不能正常进行，一些重要器官将受到严重损害，甚至危及生命。淋巴系统由淋巴管和淋巴器官组成，外周淋巴管收集部分组织液而形成淋巴液，淋巴液沿淋巴管向心流动汇入静脉。血液循环系统的活动受神经和体液因素的调节，且与呼吸、泌尿、消化、神经和内分泌等多个系统相互协调，从而使机体能很好地适应内、外环境的变化。

第一节　心脏的发育及结构

一、胎儿心脏的发育

　　胚胎在第 2 周结束时形成原始心脏，原始心脏的结构不完整。胚胎第 4 周时，心脏的形状基本形成，开始发挥循环作用，但此时心房和心室是同腔的。胚胎第 8 周时，心房和心室的间隔完全形成，成为具有四腔的心脏。所以心脏胚胎发育的关键时期是胚胎

2～8周，在此期间如果受到不良因素的影响，则易引起心血管发育畸形。

二、出生后心脏的发育

（一）心脏大小和位置

心脏是循环系统的动力器官，血液通过心脏的跳动以实现在全身的循环流动。心脏就像拳头大小的桃子，倾斜地位于两肺之间偏左、横膈肌上方的胸腔中。它主要由心肌构成，是一个中空的器官，里面可以分为四个腔，分别为左心房、左心室、右心房、右心室。

心脏的外形结构可描述为一尖、一底、两面和三缘（图 8-1）。

一尖：即心尖。心脏的左下尖端部叫心尖，朝向左下前方，由左心室构成，位于第 5 肋间左锁骨中线内侧。心脏收缩时，心尖撞击胸壁，可见心尖冲动。

一底：即心底，朝上偏向右方，由左、右心房构成，是血管的出入处。

两面：即胸肋面（前面）和膈面（下面），胸肋面朝向前上方，主要由右心房和右心室组成。膈面朝向下后方，主要由左心室和右心室构成。

三缘：从正前方看，心脏有三缘。心的右缘由右心房构成，自上而下略向右凸；左缘由左心房和左心室构成，自左斜向下至心尖；下缘接近水平位，由右心室和右心房构成。

婴幼儿心脏重量占体重的百分比较成人大，新生儿心脏重量为 20～25g，占体重的 0.8%，之后心脏重量与体重的比例随着年龄的增长而降低，在青春期后期达到成人水平，成人心脏重量约 300g，只占体重的 0.5%。婴幼儿心脏在胸腔内的位置随着年龄的增长而变化，2 岁以下婴幼儿的心脏多呈横位，心尖冲动位于左侧第 4 肋间；2 岁以后心脏逐渐由横位转为倾斜，心尖冲动下移至左侧第 5 肋间。

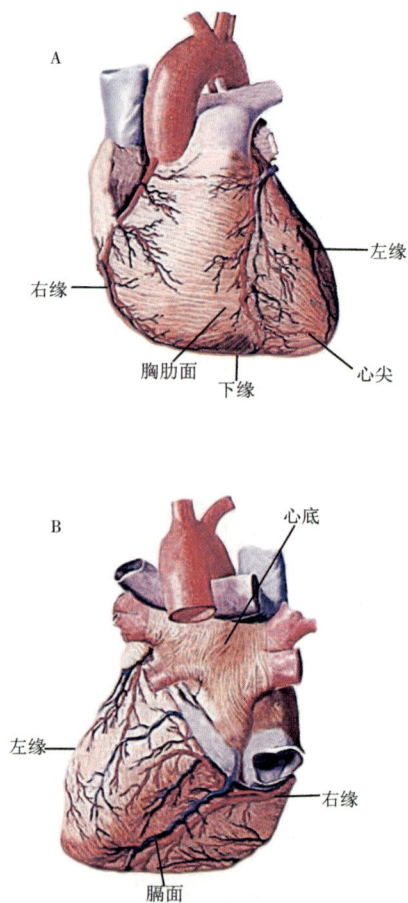

A. 前面观；B. 后面观
图 8-1　心脏的外形

（二）心腔

在心脏的内部，左心房、右心房之间由房间隔隔开，左心室、右心室之间由室间隔隔开，故它们之间互不相连。心房与心室之间，心室与动脉之间都通过瓣膜相连，这些瓣膜使血液只能由心房流入心室，再由心室流入动脉，而不能倒流（图 8-2）。

1. 心房　右心房位于心脏的右上方，按血液流动的方向，右心房有 3 个入口和 1 个出口：3 个入口为上腔静脉口、下腔静脉口及冠状窦口，分别与上腔静脉（前腔静脉）、下腔静脉（后腔静脉）和冠状静脉相连，使上身下身和心脏的血液汇入右心房；1 个出口是右房室口（即右房室瓣，又称三尖瓣），右心房的血液由此流入右心室。左心房位于心脏的左上方，按血液流动的方向，左心房有 4 个入口和 1 个出口：4 个入口为两对肺静脉开口，肺部的血液由此汇入左心房；1 个出口是前下方的左房室口（即左房室瓣，又称二尖瓣），左心房的血液由此流向左心室。

2. 心室　心室的壁厚，肌肉发达，其中左心室的壁比右心室更厚，肌肉更发达。右心室有 1 个出口和 1 个入口：入口即右房室口（三尖瓣）；出口为肺动脉口（即肺动脉瓣，因其附带三片半月状的瓣又称三叶瓣），将右心室血液输送到肺部。左心室有 1 个出口和 1 个入口：入口即左房室口（二尖瓣）；出口为主动脉口（即主动脉瓣，又称半月瓣），将左心室血液输送到全身各部位。

3. 瓣膜　人的心脏内部有 4 个瓣膜，即位于左心室和主动脉之间的主动脉瓣，右心室和肺动脉之间的肺动脉瓣，左心房和左心室之间的二尖瓣，右心房和右心室之间的三尖瓣。它们均使血液不能倒流。

　　婴儿刚出生时，四个心腔（图 8-2）的容积为 20～22mL，出生后第一年增长最快，1 岁时达到出生时的 2 倍，2.5 岁时达到出生时的 3 倍，至青春期结束后达到成人水平 240～250mL，为出生时的 12 倍。出生后，心房与心室增长不平衡，心室增长在婴儿时期较慢，以后逐渐赶上并超过心房的增长速度。婴幼儿左、右心室增长也不平衡。出生时，两侧心室壁的厚度几乎相等，随着婴幼儿的生长发育，体循环容量扩大，左心室负荷明显增加，以及出生后肺循环阻力明显下降，因此左心室壁比右心室壁增厚更快。

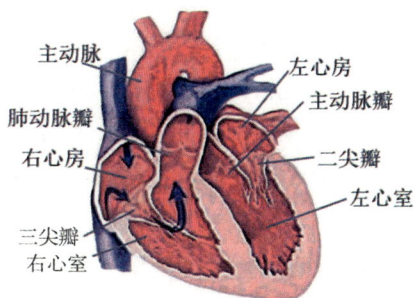

图 8-2　心腔

第二节　血管

　　血管是运送血液的管道，根据血管的结构及其血管内的血流，血管可以分为动脉、静脉和毛细血管。

一、动脉

动脉是由心室发出，最后止于组织内的血管，是血液从心脏流向身体各处所经过的管道。从心室发出的血管粗大，管壁较厚，为动脉的主干；然后由主干向身体各部发出分支，管径逐渐变小，管壁变薄，最终分布到全身各个部分。

动脉的特点是动脉内血流速度较快，血压较高，管腔较小，管壁较厚，动脉管壁有较多弹性纤维，富有弹性，所以当心室射血时，动脉管壁扩张，当心室舒张时，动脉管壁回缩，促使血液继续向前流动。

二、静脉

静脉是血液从全身各处流回心脏所经过的管道，起始于毛细血管，在向心脏汇集的过程中，不断接受属支，管径变粗，终止于心房。

与动脉相比，静脉血流缓慢，血压较低，管腔较大，管壁较薄，弹性小，可扩张性大，在较大的容量改变情况下，仅产生很小的压力变化，较大的静脉具有瓣膜，静脉瓣是防止血液倒流的重要结构，保证血流仅向心脏方向流动。

三、毛细血管

毛细血管是连接动脉和静脉的细小血管，成网状结构分布，是人体内分布最广的血管。毛细血管的结构特点是管壁极薄，血流的速度很慢，是人体进行物质、气体交换的主要场所。

四、婴幼儿血管的生理特点

与成人相比，婴幼儿的动脉相对较粗，动脉内径与静脉内径之比为1:1，而成人为1:2，并且婴幼儿的毛细血管十分丰富，所以流向全身各组织的血流量大，供给的营养物质和氧气比较充足，对婴幼儿的生长发育有良好的作用。

婴幼儿的血管与成人相比更短，血液在体内循环一周的时间比成人更短，3岁幼儿的血液在体内循环一周的时间大约比成人少7s，这有利于婴幼儿机体的新陈代谢。婴儿刚出生时，血管壁薄，血管弹性也小，随着年龄的增长，血管壁逐渐变厚，血管弹性也逐渐增加。

第三节　循环调节

一、正常胎儿的血液循环

胎儿循环与成人循环在许多方面是不同的，主要是由于气体交换的部位不同引起的。胎儿由于不存在有效的呼吸运动，故肺的循环血量很少，且卵圆孔和动脉导管开放，几乎左右心都经主动脉向全身输送血液。胎儿时期的营养代谢和气体交换通过脐血管和胎盘与母体之间以弥散的方式进行，含氧量较高的动脉血经脐静脉进入胎儿体内，在肝脏下缘分流为两支：一支入肝脏与门静脉汇合后经肝静脉进入下腔静脉；另一支经静脉导管直接进入下腔静脉，与来自下半身的静脉血混合，流入右心房。来自下腔静脉的血液（以动脉血为主）进入右心房后，1/3 血量经卵圆孔流入左心房，再经左心室流入升主动脉，主要供应心脏、头部和上肢（上半身）；2/3 血量流入右心室。从上腔静脉回流的、来自上半身的静脉血，进入右心房后，绝大部分流入右心室，再转入肺动脉。由于胎儿肺脏无呼吸功能，肺血管阻力高，故肺动脉的血只有少量流入肺，大部分进入右心室的血液经动脉导管流入降主动脉回到胎盘，再次进行营养与气体交换。由此可见胎儿期供应脑、心、肝和上肢的血液的氧气含量远比下半身高（图 8-3）。

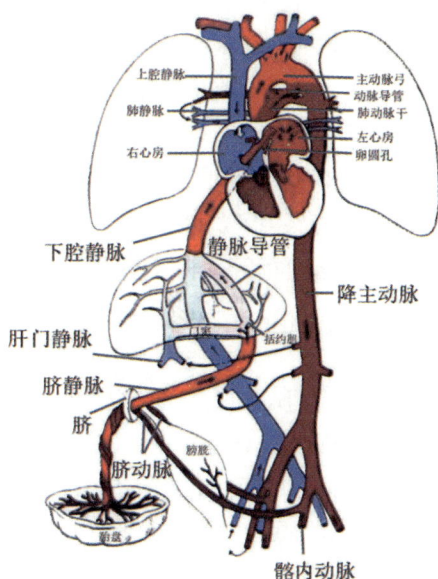

图 8-3　正常胎儿的血液循环特点

二、出生后血液循环的改变

出生后血液循环的主要改变是胎盘血液循环停止而肺循环建立，血液气体交换由胎盘转移至肺。

1. 肺循环阻力下降　出生后脐血管剪断结扎，呼吸建立，在肺脏开始进行气体交换，肺小动脉管壁肌层逐渐退化、管壁变薄、扩张，肺循环压力降低，故静脉血肺血流量明显增多。

2. 卵圆孔关闭　肺膨胀后肺血流量明显增多，由肺静脉回流到左心房的血液增多，左心房压力因而也增高，当左心房压力超过右心房压力时，卵圆孔发生功能上的关闭。出生后 5 ~ 7 个月时，卵圆孔解剖上大多闭合，15% ~ 20% 的人可保留卵圆孔，但没有左向右的血液分流。

3. 动脉导管关闭　自主呼吸使体循环血氧饱和度增高，直接促使动脉导管壁平滑肌收缩，前列腺素 E 浓度下降（前列腺素 E 是维持胎儿动脉导管开放的重要因素），故导管逐渐闭塞，动脉导管形成功能性关闭。出生后 3 ～ 4 个月 80% 的婴儿、1 岁时 95% 的婴儿形成解剖上的闭合。

三、器官循环

（一）冠脉循环

冠脉循环是营养心脏本身的血液循环。心脏的工作量很大，又处于终身连续活动的状态，它所需要的营养物质和氧气完全依靠冠脉循环供给，因此，冠脉循环对保证心脏功能极为重要。

1. 冠脉循环的解剖特点　冠状动脉（即冠脉）的主干走行于心脏表面，其小分支常以垂直于心脏表面的方向穿入心肌。这种分支方式使血管在心肌收缩时容易受到压迫。分支最终形成毛细血管网分布于心肌纤维之间，并与心肌纤维相平行。通常一根心肌纤维有一根毛细血管供血，使心肌和冠脉之间的物质交换能很快进行。当心肌发生病理性肥厚时，肌纤维直径增加，但毛细血管数量并无相应增加，所以肥厚的心肌容易发生供血不足。当冠状血管突然发生阻塞时，侧支循环往往需要经过相当长的时间才能建立（一般在 8 ～ 12h），因此极易导致心肌梗死。如果阻塞是缓慢形成的，则侧支可逐渐扩张，形成有效的侧支循环，从而起到一定的代偿作用。

2. 冠脉循环的血流特点

（1）流速快，流量大：左右冠状动脉起自主动脉根部，故冠脉循环途径短，血压较高，流速快，血流量大。安静时，人体冠脉血流量为每 100g 心肌 60 ～ 80mL/min。心脏占人体体重的 0.5% 左右，但中等体重的人，安静时，全部冠脉的血流量为 200 ～ 250mL/min，占心排血量的 4% ～ 5%。当心肌活动加强，冠脉达到最大舒张状态时，血流量可增加到每 100g 心肌 300 ～ 400mL/min（约为安静状态时的 5 倍）。骨骼肌占体重的 40%，安静时其血流量仅占心排血量的 20%，每 100g 骨骼肌仅为 4mL/min，远小于心肌。

（2）心舒期供血为主：普通组织器官的血液供应在心缩期多于心舒期，这是因为心缩期的动脉血压高于心舒期。但心肌的供血却主要在心舒期，因为冠脉的大部分分支都深埋于心肌内，心肌收缩时能压迫埋于心肌中的血管，使血流受阻；心肌舒张时由于解除了压迫，供血明显增加。这就使得冠脉血流随心肌节律性收缩而呈现明显的波动，以左冠状动脉受之影响更为显著。右心室肌较薄，收缩挤压的力量小。而左冠状动脉血流在整个心动周期中变化却很大，在左心室收缩早期，由于心肌收缩的强大压力，使冠脉循环阻力显著增大，以致血流减慢，甚至倒流。随着左室射血开始，主动脉压升高，冠状动脉压也随之升高，但因心肌收缩压迫血管，冠脉血流量只有少量增加。心舒期开始，由于心肌对冠脉血管的压迫解除，血流阻力急剧减少，此时主动脉压仍较高，故冠脉血流量快速增加，在舒张早期达到高峰。然后，随着主动脉压下降而逐渐减少。总之，在整个心动周期中，心舒期冠脉流量大于心缩期，又由于心舒期长于心缩期，故心脏的血液供应主要在心舒期。一般而言，左心室收缩期的冠脉血流量只有舒张期的 20% ～ 30%。心肌收缩加强时，心缩期冠脉血流量所占的比例会更小。由此可知，主动脉舒张压的高低，以及心舒期的长短是决定冠脉血流量的重要因素。而主动脉舒张压主要取决于外周阻力，若体循环中其他部分血管的阻力加大，则舒张压升高，流入冠脉的血量将增加；舒张压太低时，冠脉血流量将减少。心动过速时，由于舒张期缩短，也可导致冠脉血流量减少。由于左心室心内膜下层在心缩期几乎无血流，因此这一部位最易发生缺血性损害和心肌梗死。在主动脉瓣狭窄或心力衰竭而中心静脉压升高等情况下，因有效灌注压降低也易发生心肌缺血。

（3）动、静脉血的氧差大：一般情况下，100mL 动脉血含氧量为 20mL，经过组织气体交换后，静脉血含氧量降低。不同器官从血液中摄取和利用氧的速度和数量不同，故血液流经不同的器官后，动、静脉血的氧差有所不同。在安静状态下，动脉血流经骨骼肌后，100mL 静脉血的含氧量约为 15mL，即被骨骼肌摄取和利用了 5mL 氧；经过皮肤时，100mL 血液所含的氧只被摄取和利用约 1mL；在同样条件下，100mL 动脉血流经心脏后，被摄取和利用的氧近 12mL，静脉血的氧含量仅剩下 8mL 左右。因此，当人体活动增强使耗氧量增加时，心肌从血液中摄取更多氧的潜力已经很小，主要是依靠扩张冠状动脉、增加血流量来解决。故当冠脉循环供血不足时，极易出现心肌缺氧的症状。

3. 冠脉循环血流量的调节　在调节冠脉血流量的各种因素中，最重要的是心肌本身的代谢水平，而神经、体液调节作用较为次要。

（1）心肌代谢水平：实验证明，冠脉血流量与心肌代谢水平呈正比关系，在切断心脏的神经支配和没有激素作用的情况下，这种关系依然存在。当心肌代谢加强，耗氧量增加时，冠状小动脉口径加大，冠脉血流量可迅速增加，最多时可增加 5 倍。引起冠脉舒张的原因并不是低氧本身，而是心肌的某些代谢产物，其中最重要的是腺苷。腺苷是在心肌代谢水平增高、局部氧含量降低的情况下，ATP 分解过程中的产物，它具有强烈的舒张小动脉的作用。腺苷生成后，在几秒内即被破坏，因此不会引起其他器官的舒血管效应。在低氧、缺血时，可从心肌的静脉血中检测出腺苷。心肌其他的代谢产物，如 H^+、CO_2、乳酸等，也能使冠脉舒张，但作用较弱。冠状动脉硬化时，心肌代谢的增强难以使冠脉舒张，故较易发生心肌缺血。

（2）神经调节：冠状动脉受迷走神经和交感神经的双重支配。①迷走神经对冠脉的直接作用是使冠脉舒张，但在完整机体内刺激迷走神经，对冠脉血流量的影响较小。这是因为迷走神经兴奋时，使心脏活动减弱，心肌代谢水平降低，这些因素可抵消迷走神经对冠脉直接的舒张效应。②刺激交感神经可使冠脉先收缩后舒张。初期出现的冠脉收缩，是由于交感神经对冠脉的直接作用；而后期出现的冠脉舒张，则是由于心肌活动加强，代谢水平提高，代谢产物增多造成的继发性反应。一般交感神经的缩血管作用往往被强大的继发性舒血管作用所掩盖，因此，刺激交感神经常引起冠脉舒张。

（3）体液调节：肾上腺素、去甲肾上腺素可通过增强心肌代谢活动和增加耗氧量使冠脉血流量增加，也可直接作用于冠脉的 α 或 β₂ 肾上腺素能受体，使冠脉血管收缩或舒张，但不如其对代谢影响产生的作用明显。当甲状腺激素增多时，由于心肌代谢增强，耗氧量增加，代谢产物增多，故可引起冠脉舒张，冠脉血流量增加。血管紧张素 Ⅱ 和大剂量血管升压素可使冠脉收缩，冠脉血流量减少。

（二）肺循环

静脉血由右心室排出，经过肺动脉及各分支动脉到达肺毛细血管，在此与肺泡内的气体进行交换，吸收氧气并排出二氧化碳，静脉血变为动脉血，再经肺静脉返回左心房。这一循环途径称为肺循环。肺的血液供应还有另一条途径，即体循环中的支气管循环，其功能是供给气管、支气管以及肺的营养需要。两种循环在末梢部分有少量吻合，少量支气管静脉血可通过吻合支直接进入肺静脉而入左心房，使主动脉的动脉血中掺入少量未经肺泡气体交换的静脉血，估计这部分血量占心排血量的 1% ~ 2%（图 8-4）。

1. 肺循环的生理特点　肺动脉及其分支较短粗，管壁较薄。肺循环的全部血管都位于胸膜腔内，胸膜腔内压低于大气压。这些因素共同决定了肺循环的功能特点。

（1）血流阻力小，血压低：肺动脉管壁的厚度仅约为主动脉壁的 1/3，可扩张性较大，血流阻力小，约为体循环的 1/8。直接测量人肺动脉血压，结果是：收缩压为 22mmHg，舒张压为 8mmHg，平均动脉压为 13mmHg。可见，肺动脉血压远较主动脉压为低，为体循环的 1/6 ~ 1/4，所以肺循环是一个血流阻力小，血压低的系统。肺静脉即肺循环的终点，肺静脉压即左心房压力，为 1 ~ 4mmHg，平均为 2mmHg。

（2）肺血容量波动大：通常肺部血容量约为 450mL，约占全身血量的 9%。由于肺组织和肺血管的可扩张性很大，故肺部血容量的波动范围也很大。用力呼气时，肺部血容量可减至 200mL 左右，而深吸气时，则可增大到 1000mL。卧位与坐、立位比较，卧位时可增加 400mL 血量。因此，肺循环血管也起着贮血库的作用。

（3）无组织液生成：肺循环毛细血管血压平均仅为 7mmHg，远低于血浆胶体渗透压（25mmHg），因此，肺部组织的组织液生成的有效滤过压为负压。这一负压使肺泡膜和毛细血管壁紧密相贴，有利于肺泡和血液之间的气体交换，并有利于吸收肺泡腔内的液体，故肺泡内一般没有液体积聚。在某些病理情况下，如左心衰竭时，肺静脉压升高，肺循环毛细血管压也随之升高，可使液体积聚于肺泡或肺组织间隙中，形成肺水肿。

2. 肺循环血流量的调节　由于肺循环血管的口径大、管壁薄，可扩张性较大，因而其口径变化在多数情况下是被动的，但正常人肺循环血管仍保持较低水平的收缩状态，故肺循环血流量仍在一定程度上受神经、体液和局部肺泡气氧分压的调节和影响。

（1）肺泡气氧分压的影响：肺泡气的氧分压对肺部血管的舒缩活动有明显的影响。氧分压降低时，该肺泡周围微动脉收缩，使局部血流阻力加大，血流量减少，从而使较多的血液流向通气充足的肺泡，有利于气体交换。如同时存在肺泡气的 CO_2 分压升高，则低氧引起的肺部微动脉收缩更加显著。低氧引起肺泡微动脉收缩是机体对低氧的一种适应性反应。长期居住在高海拔地区的人，由于吸入的空气氧分压过低，引起肺循环微动脉广泛收缩，血流阻力增大，使肺动脉压显著升高，持续肺动脉高压使右心室负荷长期加重，可导致右心室肥厚。体循环中，低氧和 CO_2 分压升高可引起舒血管效应，而对肺部血管则引起收缩反应，其机制尚不清楚。

（2）神经体液性调节：肺循环血管受交感神经和迷走神经双重支配。刺激交感神经使肺部血管收缩，刺激迷走神经使肺部血管舒张，但两者的作用均较弱。一般情况下，肺循环血管口径的变化大多是被动的，亦即当右心室输出量增加时，肺血管被动扩张，肺动脉压升高不明显。循环血液中的肾上腺素、去甲肾上腺素、血管紧张素Ⅱ、组胺、5- 羟色胺等可使肺血管收缩；乙酰胆碱则引起肺血管舒张。

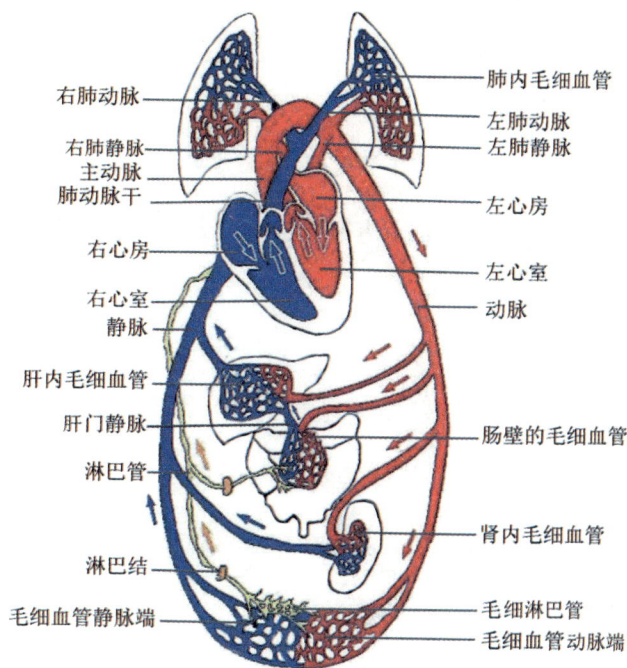

图 8-4　血液循环示意图

思考题

1. 婴幼儿心脏的位置有什么特点？
2. 婴幼儿的血管有什么特点？
3. 婴幼儿出生前后血液循环各有什么特点？

第九章　婴幼儿泌尿系统

【学习目标】

知识目标：

1. 掌握婴幼儿泌尿系统的组成及发育特点；掌握尿液的生成与排泄的概念。

2. 熟悉泌尿系统各器官的生理特点。

3. 了解排尿异常的特点。

能力目标：

能根据所学知识判断婴幼儿泌尿系统发育是否正常；能够根据婴幼儿泌尿系统的发育特点提出合理的照护措施。

素质目标：

具备终身学习和不断创新的意识，具备善于思考、分析和解决问题的素质。

第一节　婴幼儿泌尿系统的组成

一、肾

（一）解剖特点

肾脏位于腹膜后脊柱两旁，约平对第 11 胸椎到第 3 腰椎之间，左右各一。肾实质分为皮质和髓质两部分。皮质位于表层，主要由肾小体和肾小管曲部构成。髓质位于深部，由 10 余个肾锥体组成，主要为髓袢和集合管，锥体的尖端终止于肾乳头。肾单位和集合管生成的尿液，经集合管在肾乳头的开口处流入肾小盏，再进入肾大盏和肾盂，最后经输尿管进入膀胱（图 9-1）。

肾单位是肾脏结构和功能的基本

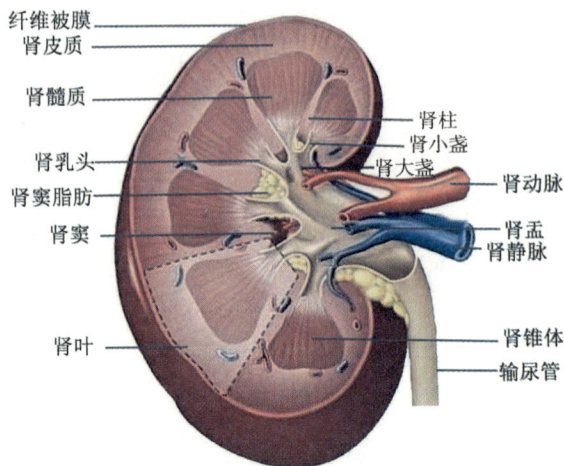

图 9-1　肾脏结构示意图

单位，每个肾脏约有 100 万个肾单位，肾单位包括肾小体和肾小管两部分。肾小体由肾小球和肾小囊构成。肾小球为肾单位的起始部分，包括入球小动脉、毛细血管丛、出球小动脉及系膜组织。系膜组织充填于毛细血管间，由系膜细胞和基质组成，起支架、调节毛细血管血流、修补基质以及清除异物和代谢产物的作用。系膜细胞异常增生、系膜基质增多及免疫球蛋白沉积是某些肾小球疾病的病理基础。肾小囊包绕肾小球，分为脏、壁两层，其间为肾小囊腔，与近曲小管相通。肾小管分为近端小管、细段和远端小管，近、远端小管又分为曲部和直部两段，近、远端小管的直部和细段组成 U 字形的肾小管样。远端小管最后汇入集合管（图 9-2）。

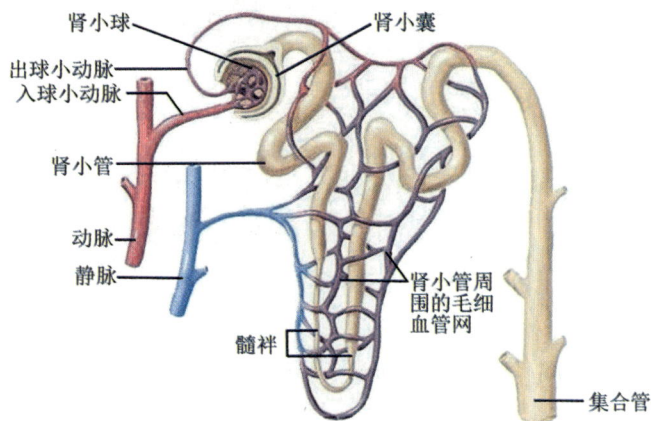

图 9-2　肾单位结构示意图

肾小球毛细血管内的血浆经滤过膜滤过进入肾小囊。滤过膜由肾小球毛细血管的内皮细胞、基膜和肾小囊脏层上皮细胞（足细胞）的足突构成。滤过膜内层是毛细血管内皮细胞，上有许多小孔，称窗孔，可允许小分子溶质和小分子量蛋白质通过，但血细胞不能通过。基膜由 IV 型胶原构成网状超结构和一些带负电荷的蛋白质构成，是阻碍血浆蛋白滤过的重要屏障。滤过膜外层是肾小囊脏层上皮细胞，上皮细胞的足突相互交错，其间的裂隙是滤过膜的最后一道屏障。不同物质通过滤过膜的能力取决于被滤过物质分子的大小及其所带的电荷。病理情况下，滤过膜的面积和通透性可发生变化，从而影响肾小球的滤过（图 9-3）。

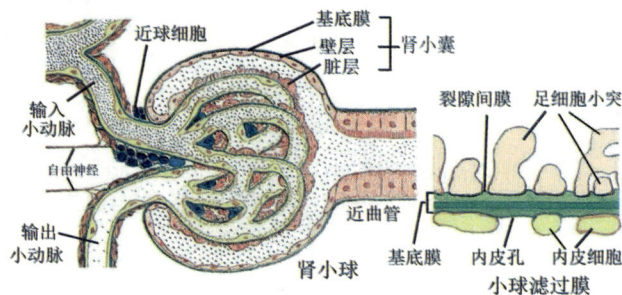

图 9-3　肾小球滤过膜示意图

肾小球旁器由球旁细胞、致密斑和球外系膜细胞组成。球旁细胞位于入球小动脉终末部的中膜内，其内有许多分泌肾素的特殊颗粒。致密斑位于皮质部髓袢升支，可感受远曲小管内液体容量和钠浓度的变化，调节球旁细胞分泌肾素。球外系膜细胞是入球小动脉和出球小动脉之间的一群细胞，具有吞噬功能，其细胞内的肌丝收缩可调节肾小球的滤过面积（图 9-4）。

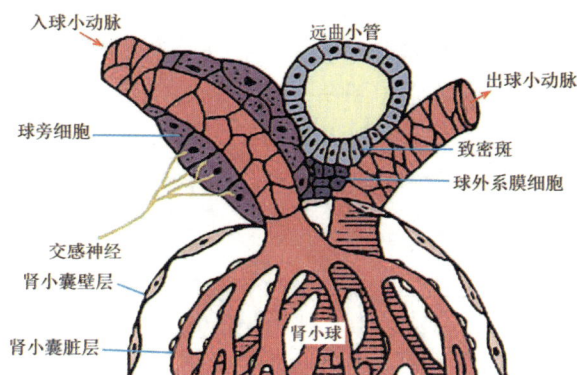

图 9-4　肾小球和球旁器示意图

儿童年龄越小，肾脏相对越重，新生儿两肾重量约为体重的 1/125，而成人两肾重量约为体重的 1/220。婴儿肾脏位置较低，下极可低至髂嵴以下第 4 腰椎水平，2 岁以后始达髂嵴以上。由于右肾上方有肝脏，故右肾位置稍低于左肾。由于婴儿肾脏相对较大，位置又低，腹壁肌肉薄而松弛，故 2 岁以内健康儿童腹部触诊时容易扪及肾脏。

（二）生理特点

肾脏的生理功能主要包括排泄机体的代谢产物，调节机体水、电解质和酸碱平衡及内分泌功能。肾脏功能的发育经过未成熟逐渐趋向成熟的过程。

1. 肾小球滤过率（glomerular filtration rate，GFR）　指每分钟两侧肾生成的超滤液量（原尿量），是评价肾小球滤过功能的主要指标。血液流经肾小球时，除血细胞和大分子蛋白质外，几乎所有的血浆成分均可通过肾小球滤过膜进入肾小囊，形成与血浆等渗的原尿，即肾小球滤过液。肾小球滤过率取决于肾小球内毛细血管和肾小囊内的静水压、胶体渗透压、滤过膜通透性和滤过膜面积等因素。当平均动脉压在 80～160mmHg 范围波动时，机体可通过自身调节肾血流量，维持肾小球毛细血管压和 GFR 的相对恒定，保证代谢废物的排出和体液的平衡。

新生儿出生时肾小球滤过率比较低，为成人的 1/4，早产儿更低，3～6 个月时为成人的 1/2，6～12 个月时为成人的 3/4，故不能有效排出过多的水分和溶质，2 岁时方达成人水平。血清肌酐常作为反映肾小球滤过功能的常用指标，不同年龄阶段其正常参考值不一样（表 9-1）。

表 9-1　儿童血清肌酐参考值

年龄	血清肌酐	
＜ 2 岁	35 ～ 40μmol/L	0.4 ～ 0.5mg/dL
2 ～ 8 岁	40 ～ 60μmol/L	0.5 ～ 0.7mg/dL
9 ～ 18 岁	50 ～ 80μmol/L	0.6 ～ 0.9 mg/dL

2. 肾小管的重吸收及排泄功能　肾小管对肾小球滤液中的各种溶质选择性吸收，以保持机体内环境稳定。每天肾小球滤过的原尿可达 180L。当原尿流经肾小管和集合管，绝大部分物质被重吸收回血液，如 99% 的水、全部的葡萄糖和氨基酸、大部分的电解质以及 HCO_3^- 等，最后形成约 1.5L 的终尿。

新生儿和婴幼儿肾小管重吸收功能低，对水、钠负荷调节较差，如输入过多的钠，容易发生水钠潴留和水肿。新生儿尤其是早产儿葡萄糖肾阈较成人低，大量口服或静脉输入葡萄糖时易出现糖尿。新生儿出生后最初 10 天，排钾能力较差，故有高钾血症的倾向。

3. 尿的浓缩和稀释功能　通过逆流倍增、髓质渗透压梯度和抗利尿激素的作用，肾脏对水具有强大的调节功能。体内水过多时，肾脏稀释尿液，排水量增加；体内缺水时，肾小管对水的重吸收增加，排水量减少。肾脏的浓缩和稀释功能可反映远端肾小管和集合管对水平衡的调节能力。肾衰竭患者的肾脏对水代谢的调节功能发生障碍，可导致水潴留或脱水。

新生儿及幼婴由于髓袢短、尿素形成量少（婴儿蛋白合成代谢旺盛）以及抗利尿激素分泌不足，使浓缩尿液功能不足，在应激状态下保留水分的能力低于年长儿和成人。婴儿每从尿中排出 1mmol 溶质时，需水分 1.4 ～ 2.4mL，成人仅需 0.7mL，在体液丢失或入量不足时易发生脱水，甚至诱发急性肾功能不全。新生儿及幼婴尿稀释功能接近成人，可将尿稀释至 40mmol/L，但由于肾小球滤过率较低，大量水负荷或输液过快时易出现水肿。

4. 酸碱平衡　婴幼儿易发生酸中毒，主要原因包括：①肾保留 HCO_3^- 的能力差，碳酸氢盐的肾阈低，仅为 19 ～ 22mmol/L。②肾脏分泌 NH_3 和 H^+ 的能力低。③从尿中排磷酸盐量少，故机体排酸的能力受限，易出现代谢性酸中毒。

5. 内分泌功能　新生儿的肾脏已具有内分泌功能，其血浆肾素、血管紧张素和醛固酮均等于或高于成人，生后数周内逐渐降低。新生儿肾血流量低，因而前列腺素合成速率较低。由于胎儿血氧分压较低，故胎儿时期肾合成促红细胞生成素较多，生后随着血氧分压的增高，促红细胞生成素合成减少。婴儿血清 1,25- 二羟维生素 D_3 水平高于儿童期。

二、输尿管

（一）解剖特点

输尿管上接肾盂，下连膀胱，是一对细长的管道，呈扁圆柱状，其中输尿管主要作用是将肾脏所产生的尿液引流至膀胱。其中输送尿液的动力包括滤过压和输尿管平滑肌收缩的作用。婴幼儿输尿管还未发育完善，易造成膀胱输尿管反流。尿路结石、血块及坏死组织块在输尿管生理狭窄处会造成肾绞痛。

（二）生理特点

婴幼儿输尿管长且弯曲，管壁肌肉以及弹力纤维发育不完善，容易受压扭曲而导致梗阻，易发生尿潴留及输尿管反流而诱发反复性泌尿系感染。

三、膀胱

（一）解剖特点

膀胱是一个由平滑肌组成的囊形结构的储尿器官。婴儿膀胱较高，位于腹部，随着年龄的增长而逐渐降至骨盆内。空虚时膀胱呈锥体形，可分为尖、底、体、颈四部分，充盈时为卵圆形。新生儿膀胱容量约为成人的 1/10，50～80mL，并随着年龄的增大逐渐增大容积。膀胱与尿道的交界处有括约肌，可以控制尿液的排出。

（二）生理特点

储存尿液和排泄尿液是膀胱的主要生理功能。当膀胱内尿液储存至一定量给予膀胱产生一定压力时，会使逼尿肌感到膨胀刺激、发生收缩，同时尿道括约肌扩张，完成排尿的动作。排尿结束后尿道括约肌收缩能关闭尿道内口，防止尿液自膀胱漏出。

婴幼儿膀胱位置较高，当膀胱充盈时，易在腹部触及；随着年龄的增长，逐渐降至骨盆内。婴幼儿膀胱黏膜柔软，膀胱三角区肌肉薄弱，容易造成膀胱输尿管反流而诱发泌尿系感染。婴幼儿膀胱容量较小，膀胱的可扩张性小，贮尿能力较差，加之新陈代谢旺盛需水量大，所以年龄越小每日排尿次数越多。

四、尿道

（一）解剖特点

尿道是从膀胱通向体外的管道。男性尿道既是排水管道又是排精管道。尿道起于尿道内口，止于阴茎头尖端的尿道外口，长 5～6cm。注意男婴可能会有先天性尿道下裂，导致尿道外口异常，发现后应及时治疗，否则患儿将很难正常排尿，还会给患儿带来严重的心理负担。女性尿道甚短，长 2.2～2.3cm，尿道外口长大约 0.6cm。注意女婴尿道口接近肛门，在擦屁股时，应从前往后洗擦，以免肛门周围的大肠杆菌等细菌污染尿道。

（二）生理特点

尿道是一种从膀胱通向体外的管道。其中男性尿道具有排尿和排精功能，女性尿道的主要功能是排尿和分泌黏液。男性尿道与膀胱交界处有较厚的环形肌，形成尿道内括约肌；在尿道膜部有一环形横纹肌构成的括约肌，称为尿道外括约肌，由意识控制。女性尿道由尿道阴道括约肌环绕，该肌为横纹肌，也受意志控制。上述肌肉的主要作用是辅助排尿，防止尿液自膀胱漏出。

婴幼儿的尿道较短，女婴的尿道更短。刚出生的男婴尿道长 5～6cm，女婴的尿道仅为 1～3cm，且生长速度缓慢，直到青春期才显著增长，女孩青春期时可长到 3～5cm。婴幼儿的尿道黏膜柔嫩，弹性纤维发育差，尿路黏膜容易损伤和脱落。女孩的尿道口暴露且接近肛门，在不注意外阴清洁时易导致细菌侵入造成泌尿系感染。男孩尿道虽然较长，但有包茎者，可因积垢而引起上行感染。感染后，细菌可以经尿道上行至膀胱、输尿管、肾脏，引起膀胱炎、肾盂肾炎等，称上行性感染。

第二节　尿液的生成

机体将新陈代谢过程中产生的代谢产物，以及进入体内多余的物质和异物经排泄器官排出体外的过程，称为排泄。人体的排泄途径主要有：①呼吸器官：排出 CO_2 和少量 H_2O。②消化道：排出胆色素和一些无机盐。③皮肤：由汗腺排出部分 H_2O、少量的 NaCl 和尿素等。④肾：通过生成尿液的形式排出大部分代谢产物、H_2O 和各种无机盐等。由此可见，肾是机体最重要的排泄器官，可调节水、渗透压、电解质和酸碱平衡，维持内环境的稳态。

尿生成包括三个基本过程：①血浆在肾小球毛细血管处的滤过，形成超滤液。②超滤液在流经肾小管和集合管的过程中经过选择性重吸收。③肾小管和集合管的分泌，最后形成终尿。

正常新鲜尿液呈透明淡黄色，其中水分占 95%～97%，固体物仅占 3%～5%。固体物可分为无机盐和有机物两大类。其中无机盐主要是 NaCl，其余为硫酸盐、磷酸盐、钾盐和氨盐等；有机物主要是尿素，其余为马尿酸、肌酐等。尿液的密度随尿量的多少而变动，一般介于 1.015～1.025mmol/L，最大变动范围为 1.001～1.035mmol/L。尿液的渗透压可在 50～1200mOsm/（kg·H_2O）之间波动。正常人尿的 pH 值介于 5.0～7.0mmol/L，最大变动范围为 4.5～8.0mmol/L。尿的 pH 值主要受食物性质的影响，习惯于荤素杂食的人，由于蛋白质分解后产生的硫酸盐、磷酸盐等随尿排出增多，使尿呈酸性；而素食者，由于植物中所含的酒石酸、苹果酸、枸橼酸等在体内氧化，产生的酸性物质较少，故尿呈碱性。

一、肾小球的滤过

肾小球的滤过是尿生成的第一步。循环血液经过肾小球毛细血管网时，除了血细胞和血浆蛋白质外，其他物质均可以滤过进入肾小囊内形成原尿，故原尿也是血浆的超滤液。用微穿刺法从肾小囊中直接抽取原尿，经微量化学分析，结果如表 9-2，除了血浆蛋白质外，其他物质的成分和含量与血浆基本一致，由此证明肾小囊内液确是血浆的超滤液。

表 9-2　血浆、原尿与终尿的成分比较及每天的滤过量和排出量

成分	血浆 （g/L）	原尿 （g/L）	终尿 （g/L）	尿中浓缩 （倍数）	滤过量 （g/d）	排出量 （g/d）	重吸收率 （%）
蛋白质	80	0.3	0	—	微量	0	100（几乎）
葡萄糖	1.0	1.0	0	—	180.0	0	100（几乎）
Na^+	3.3	3.3	3.5	1.1	594	5.3	99
K^+	0.2	0.2	1.50	7.5	36.0	2.3	94
Cl^-	3.7	3.7	6.0	1.6	666.0	9.0	99
碳酸根	1.5	1.5	0.07	0.05	270.0	0.1	99
磷酸根	0.03	0.03	1.20	40.0	5.4	1.8	67
尿素	0.3	0.3	20.0	67.0	54.0	30.0	45
尿酸	0.02	0.02	0.5	25.0	3.6	0.75	79
肌酐	0.01	0.01	1.5	150.0	1.8	2.25	0
氨	0.001	0.001	0.4	400.0	0.18	0.6	0
水	900	980	960	1.1	180L	1.5L	99

单位时间内（每分钟）两肾生成的超滤液量称为肾小球滤过率。肾小球滤过率是衡量肾脏滤过功能的客观指标之一，与体表面积呈相关性。体表面积为 $1.73m^2$ 的正常成年人，其肾小球滤过率为 125mL/min 左右。依此计算，每天两肾形成的超滤液总量高达 180L 左右。肾小球滤过率与肾血浆流量的比值称滤过分数。若肾血流量为 1200mL/min，血细胞比容为 45%，则肾血浆流量为 660mL/min，所以滤过分数为 19%。这表明流经肾脏的血浆约有 1/5 由肾小球滤过进入了肾小囊，形成超滤液。

（一）滤过膜的结构

滤过膜由三层结构组成：①内层：是毛细血管的内皮细胞。内皮细胞上有许多直径 70 ~ 90nm 的窗孔，它可防止血细胞通过，但对血浆蛋白的滤过可能不起阻留作用。②中层：为基膜，是由水合凝胶构成的微纤维网结构，有 2 ~ 8nm 的多角形网孔，水和部分溶质可以通过微纤维网的网孔，是滤过膜的主要滤过屏障。③外层：是肾小囊

的上皮细胞，上皮细胞具有足突，相互交错的足突之间形成滤过裂隙，其上有一层滤过裂隙膜，膜上有直径 4～11nm 的裂隙孔，它是滤过的最后一道屏障（图 9-5）。

滤过膜的通透性指物质通过的难易程度，由膜的机械屏障和电学屏障所决定。

滤过膜上存在着半径大小不同的孔道，可限制有效半径较大物质的滤过，称为机械屏障。一般来说，有效半径小于 2.0nm 的中性物质，如葡萄糖（分子量 180）的有效半径为 0.36nm，它可以被完全滤过；有效半径介于 2.0～4.2nm 的各种物质，随着有效半径的增加，它们被滤过的量逐渐降低；有效半径大于 4.2nm 的大分子物质，则几乎完全不能滤过。若尿中发现大量高分子量的蛋白质，提示滤过膜受损，通透性增大。

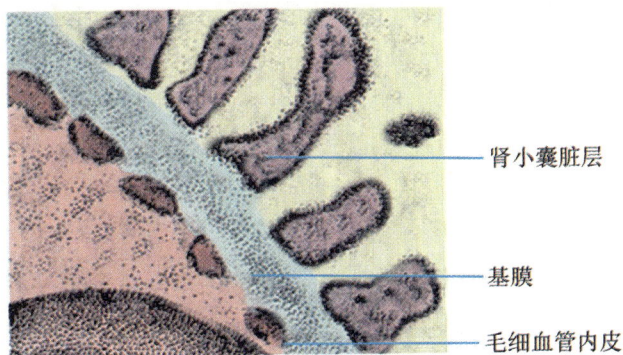

图 9-5　滤过膜示意图

滤过膜各层均含有许多带负电荷的糖蛋白，可限制带负电荷分子的滤过，称为电学屏障。用带不同电荷的右旋糖酐进行实验可观察到，即使有效半径相同，带正电荷的右旋糖酐较易被滤过，而带负电荷的右旋糖酐则较难通过。血浆白蛋白（分子量约 69000）虽然其有效半径为 3.6nm，但由于其带负电荷，因此就难以通过滤过膜。在病理情况下，肾滤过膜上带负电荷的糖蛋白减少或消失，带负电荷的血浆蛋白滤过量比正常时明显增加，从而出现蛋白尿。

滤过膜的面积是指人体两侧肾全部肾小球毛细血管总面积，估计在 1.5m² 以上，这样大的滤过膜面积有利于血浆的滤过。在正常情况下，人两肾的全部肾小球的滤过面积保持稳定。但是在急性肾小球肾炎时，由于肾小球毛细血管管腔变窄或完全阻塞，导致有滤过功能的肾小球数量减少，有效滤过面积也因而减少，引起肾小球滤过率降低，出现少尿（每昼夜尿量在 100～500mL），以致无尿（每昼夜尿量不到 100mL）。

（二）肾小球滤过的动力

有效滤过压是肾小球滤过的动力（图 9-6），由肾小球毛细血管血压、血浆胶体渗透压、肾小囊内压和肾小囊胶体渗透压组成。其中肾小球毛细血管血压和肾小囊胶体渗透压是促进滤过的动力，血浆胶体渗透压和囊内压是对抗肾小球毛细血管内物质滤过的阻力。因肾小囊内超滤液中蛋白质浓度极低，故胶体渗透压可忽略不计。所以有效滤过压可计算如下：有效滤过压＝肾小球毛细血管血压 -（血浆胶体渗透压 + 肾小囊内压）。

由于皮质肾单位的入球小动脉粗而短，血流阻力较小，血液流入肾小球较为容易；

而出球小动脉细而长，口径小，阻力
大，血液流出肾小球较为困难，所以肾
小球毛细血管血压明显高于其他器官的
毛细血管血压。用微穿刺法直接测得的
大鼠肾小球毛细血管血压平均值约为
45mmHg，肾小球毛细血管始端血浆胶
体渗透压为25mmHg，肾小囊内压约为
10mmHg。根据以上数据，则肾小球毛
细血管始端的有效滤过压可计算如下：
有效滤过压＝45－（25＋10）＝10mmHg。

肾小球毛细血管的入球端到出球端
血压下降不多，血液从入球小动脉流向

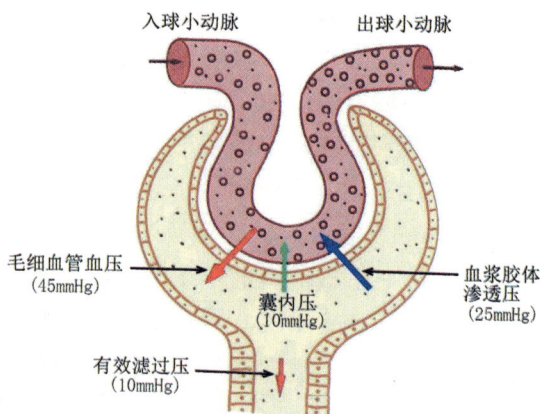

图 9-6　有效滤过压示意图

出球小动脉时，由于不断生成超滤液，而蛋白质几乎不能滤过，血浆蛋白质浓度会逐渐
增加，胶体渗透压也随之升高，使滤过阻力逐渐增大，因而有效滤过压就逐渐减小。当
滤过阻力等于滤过动力时，有效滤过压等于零，称为滤过平衡，此时滤过便停止。

（三）影响肾小球滤过的因素

1. 滤过膜的通透性和面积

（1）滤过膜的通透性：正常情况下，肾小球滤过膜有一定的通透性，且较稳定。当
滤过膜状态发生改变，如肾小球肾炎时，滤过膜会增殖变厚，孔隙变小，机械屏障作用
增加而滤过率下降，故超滤液量生成减少。同时因为滤过膜各层的糖蛋白减少，电学屏
障作用减弱，使原来不能滤过的大分子血浆蛋白质可以大量滤过，当超过了肾小管重吸
收的限度时，将出现蛋白尿。另有研究资料表明，在某些有肾脏疾患的动物体内观察
到，其肾小球滤过膜上所带的负电荷基团并无减少，而是滤过膜的足突收缩，出现上皮
完全缺失的局部区域，蛋白质也可能由这些部位滤入肾小囊。

（2）滤过膜的面积：滤过膜的面积指肾小球滤过膜的总面积，它与肾小球滤过率有
密切关系。在生理情况下，人的两肾全部肾小球都在活动，足以保证肾小球持续而稳定
地滤过。但在急性肾小球肾炎时，由于肾小球毛细血管管腔变窄或完全阻塞，以致活动
的肾小球数目减少，有效滤过面积减少，因而使肾小球滤过率降低，结果造成少尿，甚
至无尿。

2. 有效滤过压

（1）肾小球毛细血管血压：肾血流具有自身调节机制，动脉血压在 80 ～ 160mmHg
范围内时，肾小球毛细血管血压和血流量维持相对稳定，从而使肾小球滤过率保持不
变。当动脉血压降到 80mmHg 以下时，肾小球毛细血管血压将相应下降，于是有效滤过
压则降低，肾小球滤过率也减少。当动脉血压降至 50mmHg 以下时，肾小球滤过率则降
为零，尿生成停止。

（2）血浆胶体渗透压：正常情况下，血浆胶体渗透压比较稳定。当某些原因使全身

血浆蛋白质的浓度明显降低时，血浆胶体渗透压则降低，此时有效滤过压升高，肾小球滤过率也随之增加。例如，经静脉快速注入大量生理盐水时尿量增多，其原因之一是血浆胶体渗透压下降，肾小球滤过率增加。

（3）囊内压：肾小囊通过肾小管、集合管与肾盂相连，当肾盂或输尿管结石、肿瘤压迫或其他原因引起的输尿管阻塞时，可使肾盂内压显著升高，囊内压也将升高，致使有效滤过压降低，肾小球滤过率因而减少。某些溶血性疾病，血红蛋白可堵塞肾小管，也会引起囊内压升高而影响肾小球滤过。

3. 肾血浆流量 肾血浆流量改变主要通过影响滤过平衡的位置而影响肾小球滤过率。如前所述，滤液的生成仅出现在滤过平衡之前，如果肾血浆流量增多，血浆胶体渗透压的上升速度减慢，滤过平衡则会靠近出球小动脉端，具有滤过作用的毛细血管段得以延长，肾小球滤过率将随之增加。在大鼠实验中观察到，如果肾小球的血浆流量比正常时增加 3 倍，则肾小球毛细血管的全长都有滤液生成；相反，当肾血浆流量减少时，血浆胶体渗透压的上升速度加快，从而使滤过平衡的位置靠近入球小动脉端，具有滤过作用的毛细血管段缩短，肾小球滤过率将减少。在严重低氧、中毒性休克等病理状态下，由于交感神经兴奋致使血管收缩，肾血浆流量减少，肾小球滤过率也随之减少。

二、肾小管和集合管的重吸收

比较原尿和终尿的量和质可以发现，成年人每天生成的原尿量约有 180L，但每天终尿量只有 1.5L 左右，表明重吸收量约 99%，排出量只占原尿量的 1% 左右。

超滤液进入肾小管后被称为小管液。小管液中的物质通过肾小管和集合管上皮细胞转运重新回到血液的过程称为重吸收。

（一）重吸收的方式与途径

重吸收的实质是物质跨膜转运过程，可分为被动转运和主动转运两种形式。重吸收分为跨细胞转运和细胞旁转运两条途径。跨细胞转运途径是指小管液中的物质经肾小管和集合管上皮细胞的管腔膜进入上皮细胞内，再跨过基底侧膜进入组织液，进而经过毛细血管返回血液；细胞旁转运途径是指小管液中的物质经上皮细胞间的紧密连接进入组织液，随后进入毛细血管。

（二）重吸收的特点

1. 重吸收的选择性 原尿中葡萄糖和氨基酸浓度与血浆相同，但终尿中则几乎没有葡萄糖和氨基酸；水和电解质，如 Na^+、K^+、Cl^- 等大部分被重吸收，尿素只有小部分被重吸收，肌酐则完全不被重吸收（表 9-1）。可见肾小管和集合管对小管液的各种物质进行了选择性重吸收。

2. 重吸收的差异性 由于肾小管各段及集合管的管壁上皮细胞在组织学上存在着差异性，因此其功能也不尽相同。近曲小管上皮细胞的管腔膜上有大量密集的微绒毛，形成刷状缘，这种结构大大增加了重吸收的面积。所以，与其他各段肾小管相比，近曲小管的重吸收能力最强，重吸收物质的量大、种类多。髓袢主要重吸收水和 NaCl。远曲小管和集合管也具有重吸收水和 Na^+ 等功能，尽管重吸收量比近曲小管少，但是此段的重吸收功能受血管升压素和醛固酮等体液因素的调节，故在决定终尿的量和质方面起着十分重要的作用。

3. 重吸收的有限性　肾小管和集合管对不同物质的重吸收具有一定的限度。例如对葡萄糖的重吸收，当血液中葡萄糖浓度升高时，滤液中葡萄糖的含量随之增多，如果超过了肾小管的重吸收能力，终尿中则出现葡萄糖。

（三）物质的重吸收

1. Na^+、Cl^- 和水的重吸收

（1）近端小管重吸收：Na^+、Cl^- 和水为滤过量的 65% ～ 70%。其中约 2/3 经跨细胞途径被重吸收，主要发生在近端小管的前半段；约 1/3 经细胞旁途径被重吸收，主要发生在近端小管的后半段。近端小管的前半段和后半段对 Na^+ 重吸收机制有所不同（图 9-7）。

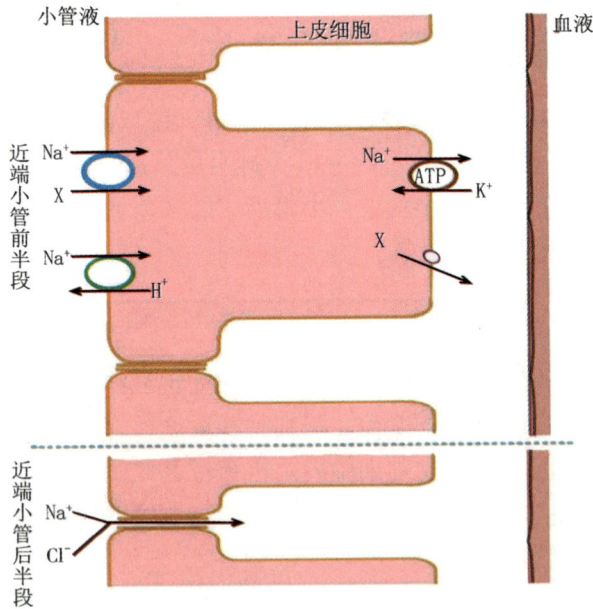

X 代表葡萄糖、氨基酸、磷酸盐等

图 9-7　近端小管重吸收 Na^+ 和 Cl^- 示意图

在近端小管前半段，小管液中的 Na^+ 进入上皮细胞的过程与葡萄糖、氨基酸同向转运以及与 H^+ 的分泌相耦联。通常细胞内的 Na^+ 首先被细胞基底侧膜上的钠泵泵入细胞间隙，使细胞内 Na^+ 的浓度降低，同时细胞内的负电荷增多，小管液中的 Na^+ 分别通过管腔膜上 Na^+－ 葡萄糖、Na^+－ 氨基酸同向转运体和 Na^+-H^+ 交换体，顺着电化学梯度进入上皮细胞内，同时也将葡萄糖和氨基酸转运入细胞内，而 H^+ 则被分泌到小管液中。进入细胞内的 Na^+ 被上皮细胞基底侧膜上钠泵泵入细胞间隙，葡萄糖和氨基酸则以载体

介导易化扩散方式进入细胞间隙。由于 Na^+、葡萄糖和氨基酸进入细胞间隙使组织液渗透压升高，在渗透压差的驱动下水随之进入细胞间隙，组织间隙的静水压升高后，促使 Na^+ 和水扩散进入毛细血管而被重吸收。

在近端小管的前半段，由于 Na^+–H^+ 交换使 H^+ 进入小管液，HCO_3^- 则被重吸收，而 Cl^- 不被重吸收，但该部位水被重吸收，所以小管液中 Cl^- 的浓度高于管周组织间液。在近端小管的后半段 $NaCl$ 的重吸收，除了通过跨细胞转运外，主要是通过细胞旁途径进行。在近端小管的后半段，葡萄糖、氨基酸的重吸收已经基本完成，同时该部位小管液中 Cl^- 的浓度高于管周组织间液，因此 Cl^- 顺着浓度梯度经细胞旁途径被重吸收入血。由于 Cl^- 的重吸收使管周组织间隙中负电荷增加，在管壁两侧电位差的作用下，Na^+ 顺着电位梯度经细胞旁途径而被动重吸收。

水的重吸收主要是靠渗透压差被动进行的。在近端小管由于 Na^+、HCO_3^-、Cl^-、葡萄糖、氨基酸等被大量重吸收，降低了小管液的渗透压，提高了细胞间隙的渗透压，于是水在渗透压差的驱动下通过细胞旁和跨细胞两条途径进入细胞间隙。因为水的重吸收造成细胞间隙的静水压升高，而管周毛细血管内静水压较低，胶体渗透压较高，水便通过组织间隙进入毛细血管。近端小管水的重吸收是一种等渗性重吸收，不受神经、体液因素的影响，与体内是否缺水无关，因此对尿量影响较小。

（2）髓袢：在髓袢，肾小球滤过的 $NaCl$ 约 20% 被重吸收，水约 15% 被重吸收。髓袢降支细段上皮细胞基底侧膜上钠泵活性很低，管腔膜对 Na^+ 也不易通透，但对水的通透性较高，在组织液的高渗作用下水被重吸收。故小管液在流经髓袢降支细段时，渗透压逐渐升高。髓袢升支细段对水不通透，但对 Na^+ 和 Cl^- 易通透，$NaCl$ 扩散进入组织间液。故小管液流经髓袢升支细段时，渗透压逐渐下降。升支粗段是 $NaCl$ 在髓袢重吸收的主要部位，但对水不通透，故小管液在流经升支粗段时，渗透压逐渐降低。髓袢升支粗段的管腔膜上有电中性的 Na^+–$2Cl^-$–K^+ 同向转运体，该转运体可使小管液中 1 个 Na^+、1 个 K^+ 和 2 个 Cl^- 同向转运进入上皮细胞内（图 9-8）。Na^+ 进入细胞是顺电化学梯度的，进入细胞内的 Na+ 通过细胞基底侧膜上的钠泵泵至组织间液，Cl^- 顺浓度梯度经管周膜上的 Cl^- 通道进入组织间液，而 K^+ 则顺浓度梯度经管腔膜返回小管液中，结果使小管液呈正电位。

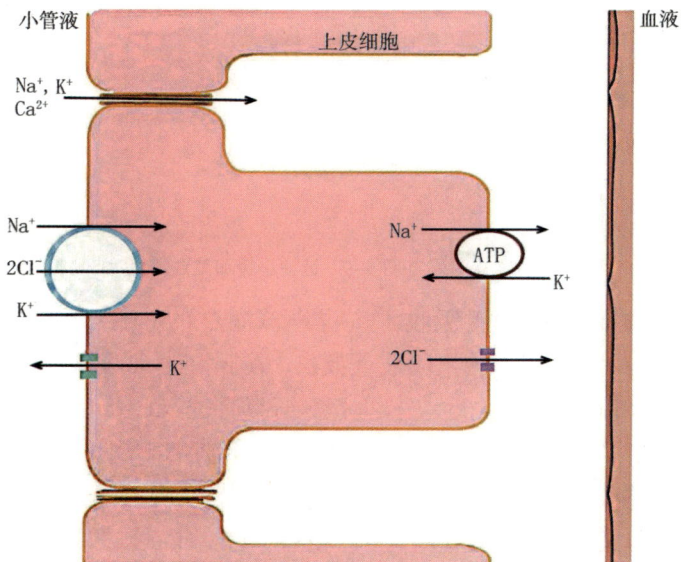

图 9-8　髓袢升支粗段重吸收 Na^+ 和 Cl^- 示意图

这一电位差又使小管液中的 Na^+、K^+ 和 Ca^{2+} 等正离子经细胞旁途径被重吸收，这一部分重吸收属于被动转运。呋塞米可抑制 Na^+-$2Cl^-$-K^+ 同向转运体，所以能抑制 Na^+ 和 Cl^- 的重吸收，从而产生强大的利尿效应。

（3）远端小管和集合管：肾小球滤过的 Na^+ 和 Cl^- 约 12% 在远曲小管和集合管被重吸收，同时有不等量的水被重吸收。在远曲小管始段，上皮细胞对水仍不通透，但仍能主动重吸收 NaCl，使小管液渗透压继续降低。小管液中的 Na^+ 和 Cl^- 经 Na^+-Cl^- 同向转运体进入细胞内，细胞内的 Na^+ 由钠泵泵出（图 9-9）。噻嗪类利尿剂可抑制此处的 Na^+-Cl^- 同向转运体，从而利尿。

远曲小管后段和集合管能主动重吸收 Na^+，分泌 K^+ 和 H^+。此处 Na^+ 的重吸收主要受醛固酮调节，水的重吸收取决于体内含水量，主要是通过跨细胞途径进行，受血管升压素调节。

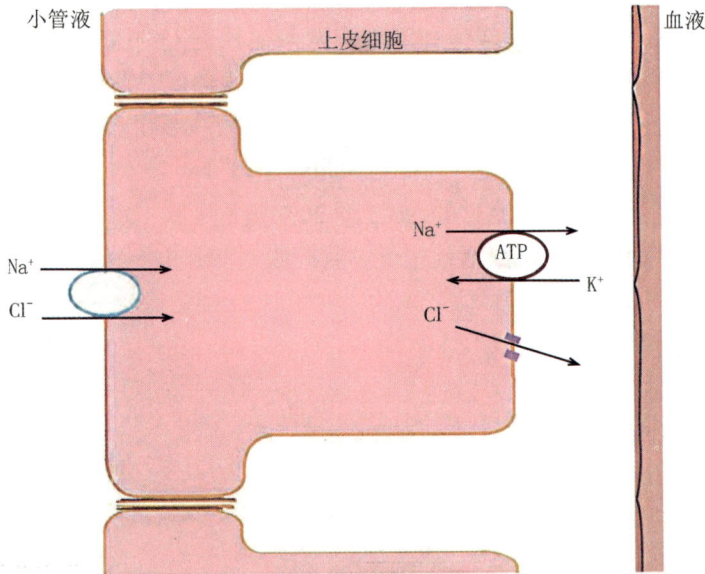

图 9-9 远曲小管和集合管重吸收 Na^+ 和 Cl^- 示意图

2. HCO_3^- 的重吸收 从肾小球滤过的 HCO_3^-，80%～90% 在近端小管被重吸收，约 10% 在髓袢升支粗段被重吸收，少量在远曲小管和集合管被重吸收。HCO_3^- 不易通过管腔膜被重吸收。近端小管上皮细胞通过 Na^+-H^+ 交换分泌 H^+ 进入小管液，小管液中的 HCO_3^- 与 H^+ 在碳酸酐酶的作用下结合成 H_2CO_3，并迅速被分解为 CO_2 和 H_2O。CO_2 以单纯扩散的形式通过管腔膜进入细胞内，在细胞内与 H_2O 又在碳酸酐酶的作用下再结合成 H_2CO_3，随后又解离为 H^+ 和 HCO_3^-。H^+ 通过管腔膜上的 Na^+-H^+ 交换被分泌入小管液，而 HCO_3^- 则通过基底侧膜上的转运体顺电化学梯度进入细胞间液（图 9-10）。由此可见，近端小管重吸收 HCO_3^- 是以 CO_2 的形式进行的，对维持体内酸碱平衡具有重要的意义。

图中标注：
小管液　上皮细胞　血液
Na^+
$HCO_3^- + H^+$
H_2CO_3
$H_2O + CO_2 \longrightarrow CO_2 + H_2O$
CA
H_2CO_3
$H^+ + HCO_3^-$
Na^+
ATP
K^+

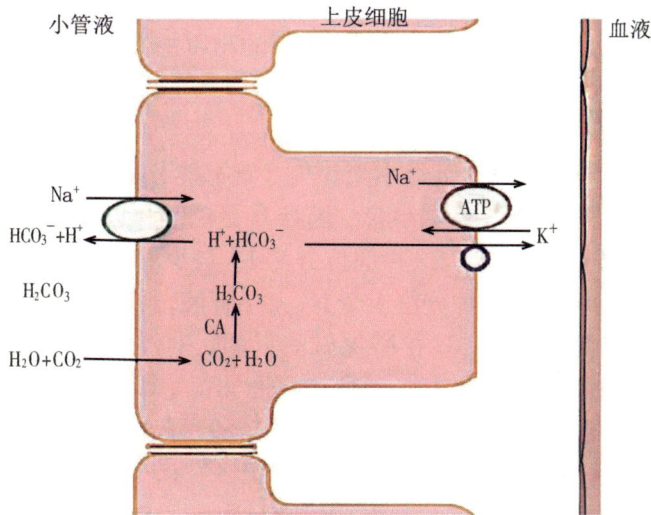

图 9–10　近端小管重吸收 HCO_3^- 示意图

3. K^+ 的重吸收　肾小球滤过的 K^+ 中有 65% ~ 70% 在近端小管被重吸收，25% ~ 30% 在髓袢升支粗段被重吸收，K^+ 在这些部位重吸收的比例是相对稳定的。终尿中的 K^+ 主要是由远曲小管和集合管分泌的。肾小管对 K^+ 的重吸收是一个主动转运过程。近端小管的小管液中 K^+ 浓度低于细胞内 K^+ 浓度，同时管腔内电位较管周液低，所以近端小管对 K^+ 的重吸收是逆电化学梯度进行的主动转运过程，但机制尚不清楚。

4. 葡萄糖和氨基酸的重吸收　葡萄糖重吸收的部位仅限于近端小管，特别是近端小管的前半段。因此如果近端小管以后的小管液中仍含有葡萄糖，则终尿中将出现葡萄糖。小管液中的葡萄糖是通过近端小管上皮细胞管腔膜上的 Na^+– 葡萄糖同向转运体，以继发性主动转运的方式被转入细胞。进入细胞内的葡萄糖则由基底侧膜上的葡萄糖转运体 2 以易化扩散的方式进入细胞间液。近端小管对葡萄糖的重吸收有一定限度。当血糖浓度达到 180mg/100mL 时，部分肾小管对葡萄糖的重吸收已达到极限，尿中开始出现葡萄糖，此时的血糖浓度称为肾糖阈。每个肾单位的肾糖阈并不完全相同。若血糖浓度再继续升高，尿中葡萄糖含量也将随之增加，当全部肾小管对葡萄糖的重吸收均达到极限时，此时的血糖浓度为葡萄糖重吸收极限量，即为葡萄糖最大转运量。人肾的葡萄糖重吸收极限量，在体表面积为 $1.73m^2$ 的个体，男性平均为 375mg/min，女性平均为 300mg/min。肾之所以对葡萄糖重吸收有极限量，可能是由于上述转运体的数量有限。与葡萄糖一样，肾小球滤过的氨基酸也主要在近端小管被重吸收，也是与 Na^+ 重吸收相耦联，为继发性主动转运，但有多种类型氨基酸转运体。正常时进入超滤液中的少量蛋白质，则是通过近端小管上皮细胞的吞饮作用而被重吸收。

三、肾小管和集合管的分泌

肾小管和集合管的分泌功能是指肾小管和集合管的上皮细胞将其本身新陈代谢所产生的物质分泌到小管液中的过程；排泄功能则指肾小管的上皮细胞将血液中原有的某些

物质排入小管液中的过程。因为这两种过程有时难以严格区分，故常把两者统称为肾小管的分泌功能。从肾小管和集合管上皮细胞分泌的物质主要有 H^+、K^+ 和 NH_3 等。

（一）H^+ 的分泌

近端小管、髓袢升支粗段、远端小管和集合管都能分泌 H^+，但分泌 H^+ 能力最强的是近端小管，占 80%～90%。近端小管、髓袢升支粗段和远端小管始段是通过 Na^+-H^+ 交换体继发性主动转运分泌 H^+。这些部位分泌 H^+ 与小管液中 HCO_3^- 重吸收密切相关（详细机制见 HCO_3^- 重吸收），每分泌 1 个 H^+ 入小管液，就可以从小管液中重吸收 1 个 Na^+ 和 1 个 HCO_3^- 入血，从而实现排酸保碱的目的，对维持体内酸碱平衡具有重要作用。远端小管后半段和集合管的上皮细胞有两种类型，即主细胞和闰细胞（图 9-11），其中闰细胞分泌 H^+。上皮细胞内 CO_2 和 H_2O 在碳酸酐酶的催化下生成 H_2CO_3，然后解离成 H^+ 和 HCO_3^-，远曲小管和集合管的管腔膜上存在质子泵（H^+-ATP 酶），可将细胞内的 H^+ 泵入小管液中，而 HCO_3^- 经基底侧膜转运回血。

（二）K^+ 的分泌

由于原尿中的 K^+ 绝大部分已在近端小管部位被重吸收回血，所以尿中排出的 K^+ 主要是由远端小管和集合管被动分泌的。在远端小管后半段和集合管的上皮细胞中 90% 是主细胞，主细胞分泌 K^+ 与 Na^+ 主动重吸收密切联系（图 9-11）。一般认为，当有 Na^+ 的主动重吸收时，才会有 K^+ 的分泌。K^+ 分泌的动力，一方面来自基底侧膜上的钠泵将 Na^+ 泵出细胞的同时将组织间液中的 K^+ 泵入细胞，使上皮细胞内的 K^+ 浓度远高于小管液中的 K^+ 浓度；另一方面 Na^+ 主动重吸收使小管液呈负电位。这样细胞内的 K^+ 通过管腔膜上的 K^+ 通道顺电化学梯度进入小管液。这种 K^+ 分泌与 Na^+ 主动重吸收的联系过程，称为 K^+-Na^+ 交换。肾小管上皮细胞上有 H^+-Na^+ 和 K^+-Na^+ 交

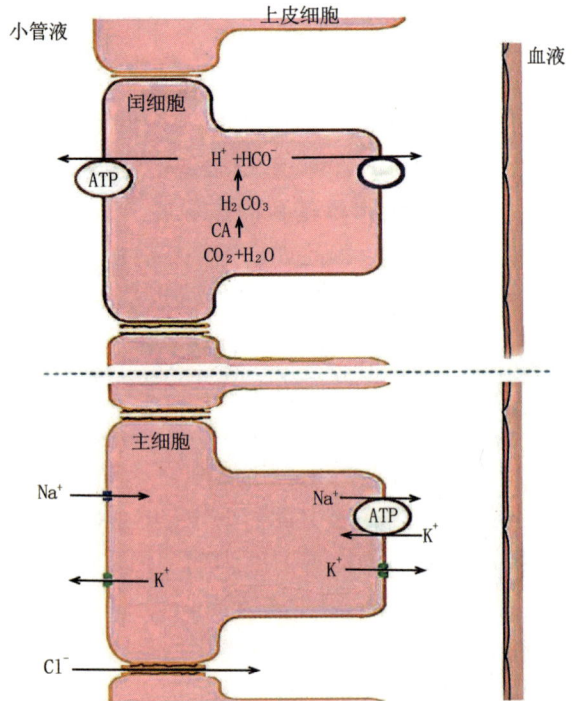

图 9-11　远曲小管和集合管分泌 H^+ 和 K^+ 示意图

换，两者间有竞争性抑制作用。当 H^+-Na^+ 交换增多时，K^+-Na^+ 交换将减少；当 K^+-Na^+ 交换增多时，则 H^+-Na^+ 交换减少。如发生酸中毒时，小管细胞内碳酸酐酶活性增强，H^+ 生成量增加，于是 H^+-Na^+ 交换增加而 K^+-Na^+ 交换减少，从而导致血液中 K^+ 浓度增高。如果酸中毒得到纠正，或用乙酰唑胺抑制碳酸酐酶活性时，则 H^+ 生成量减少，于是 H^+-Na^+ 交换减少而 K^+-Na^+ 交换增加，这可能导致低血钾。

(三) NH₃ 的分泌

近端小管、髓袢升支粗段、远端小管和集合管上皮细胞内谷氨酰胺在谷氨酰胺酶脱氨基的作用下生成 NH_3。在近端小管上皮细胞内，NH_3 与 H^+ 结合生成 NH_4^+，通过管腔膜上的 Na^+–H^+（由 NH_4^+ 替代 H^+）交换体被分泌到小管液中；集合管对 NH_3 有很好的通透性，而对 NH_4^+ 的通透性较低，集合管上皮细胞通过 H^+–ATP 酶将 H^+ 分泌到小管腔内，与 NH_3 结合形成 NH_4^+。最后 NH_4^+ 与小管液中的 Cl^- 形成 NH_4Cl 随尿排出（图 9-12）。

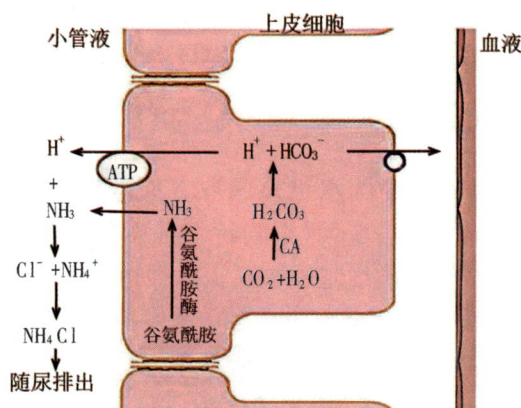

图 9-12 集合管分泌 NH₃ 示意图

NH_3 的分泌与 H^+ 的分泌密切相关。如果集合管分泌 H^+ 被抑制，则尿中 NH_4^+ 的排出也减少。生理情况下，肾脏分泌的 H^+ 约有 50% 被 NH_3 缓冲。由此可见，NH_3 分泌对调节体内酸碱平衡也具有重要意义。

(四) 尿酸及其他物质的分泌

尿酸是体内嘌呤代谢的产物，血中游离尿酸约 2/3 由肾脏排泄，1/3 由肠道排出。肾脏可通过肾小球滤过和肾小管分泌两种方式排泄尿酸。正常情况下，肾小球滤过的尿酸约有 98% 被肾小管重吸收，而肾小管分泌的尿酸只占滤过量的一半左右，其中大多数又被肾小管重吸收入血。因此，肾小球滤过和肾小管分泌的尿酸只有 6%～10% 从尿中排出。苯溴马隆可抑制肾小管尿酸的重吸收，加速尿酸的排泄（图 9-13）。

体内的其他代谢产物如肌酐既能从肾小球滤过，又可经肾小管和集合管分泌排入小管液。进入体内的酚红、青霉素、利尿药呋

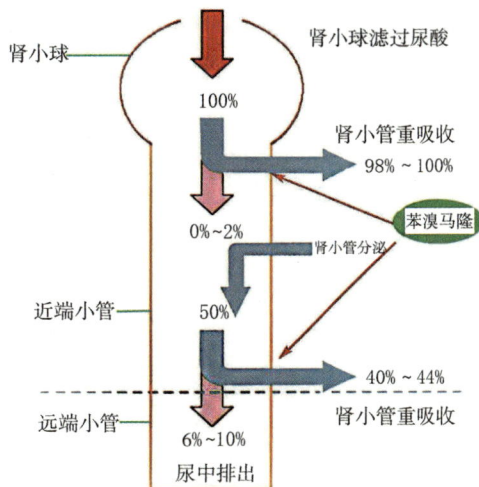

图 9-13 尿酸盐的分泌示意图

塞米等由于与血浆蛋白结合而不能被肾小球滤过，但可在近端小管被主动分泌到小管液中。

第三节　尿液的浓缩和稀释

尿液的浓缩与稀释是指尿液的渗透浓度与血浆渗透浓度相比较而言。当体内缺水时，排出的尿液渗透浓度高于血浆渗透浓度，称为高渗尿，即尿被浓缩；当体内水过剩时，排出的尿液渗透浓度低于血浆渗透浓度，称为低渗尿，即尿被稀释。正常人血浆渗透浓度约 $300mOsm/（kg·H_2O）$，终尿渗透浓度在 $50 \sim 1200mOsm/（kg·H_2O）$ 之间。所以根据尿的渗透浓度可以了解肾对尿液浓缩和稀释的能力。肾对尿的浓缩和稀释主要取决于近髓肾单位、集合管以及直小血管的结构与功能完整。

一、尿液的浓缩机制

尿液的浓缩是因为小管液中的水被重吸收，而溶质仍留在小管液中造成的。机体产生浓缩尿液有两个必要因素：①肾小管特别是集合管对水的通透性：抗利尿激素（ADH）可以增加肾脏集合管上皮细胞顶端膜上水通道蛋白（AQP）的表达，促进肾脏对水的重吸收。②肾脏髓质组织间液形成高渗透浓度梯度，进一步促进水的重吸收。用冰点降低法测定鼠肾组织的渗透浓度，发现肾皮质部的渗透浓度与血浆是相等的，由髓质外层向乳头部逐渐升高，内髓部的渗透浓度为血浆渗透浓度的 4 倍（图 9-14）。在不同动物的实验中观察发现，动物的肾髓质越厚，内髓部的渗透浓度也越高，尿的浓缩能力也越强。如沙鼠肾脏可产生 20 倍于血浆渗透浓度的高渗尿，人类肾脏最多能生成 $4 \sim 5$ 倍于血浆渗透浓度的高渗尿。

当有 ADH 存在时，集合管水通道蛋白的表达增加，对水的通透性增加，加之周围组织液渗透浓度较高，小管液中大量的水进入组织间液，小管液被浓缩，形成高渗尿。

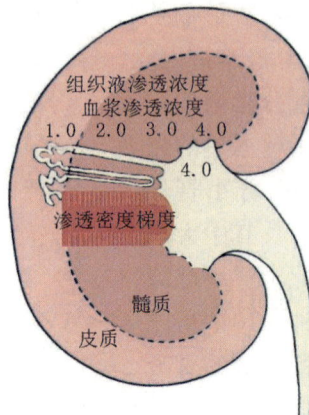

图 9-14　肾髓质渗透浓度梯度示意图

（一）肾髓质间质渗透浓度梯度的形成

髓袢的形态和功能特性是形成肾髓质间液渗透浓度梯度的重要条件，而且常用逆流倍增和逆流交换现象来解释肾髓质间液高渗透浓度梯度的形成。

1. 逆流倍增机制　由于髓袢的 U 型结构、髓袢和集合管各段对水和溶质的通透性和重吸收不同，以及髓袢和集合管小管液的流动方向，肾脏可通过逆流倍增机制建立从外髓部至内髓部间液由低到高的渗透浓度梯度。

（1）髓袢和集合管的结构排列："逆流"是指两个并行管道中液体流动方向相反。小管液从近端小管经髓袢降支向下流动，折返后经髓袢升支向相反方向流动，再经集合管向下流动，最后进入肾小盏（图 9-15）。髓袢和集合管的结构排列构成逆流系统。

（2）髓袢和集合管各段对水和溶质的通透性和重吸收不同（表 9-3）：在近端小管，水和各种溶质都可以进行选择性的重吸收，故小管液中的渗透压接近血浆渗透压，为 300mOsm/（kg·H_2O）。①髓袢降支细段：当等渗的小管液流入髓袢降支细段时，小管液中的水通过上皮细胞中的 AQP1 不断地被重吸收进入组织间液，而这段肾小管对 NaCl 却相对不通透，同时髓质的组织间液高浓度的尿素则通过尿素通道蛋白 A2（UT-A2）从组织间液进入小管腔，这样就使小管液从上至下形成一个逐渐升高的浓度梯度，至髓袢折返处，管内液体的渗透压达到峰值。②髓袢升支细段：高渗的小管液从降支细段折返进入髓袢升支细段，这段肾小管对水不通透。对 NaCl 可通透。由于小管液中 NaCl 浓度较高，结果 NaCl 被动重吸收至髓质的组织间液，增加内髓部的渗透浓度。③髓袢升支粗段：小管液流经髓袢升支粗段时，上皮细胞通过顶端膜上的 $Na^+-K^+-2Cl^-$ 同向转运体（NKCC2）主动重吸收 NaCl，使外髓部组织间液 NaCl 堆积，髓袢升支粗段对水并不通透，外髓部组织间液渗透浓度升高，髓袢升支粗段通过 NKCC2 对 NaCl 的主动重吸收是逆流倍增机制中最重要的一个环节。NaCl 是维持肾脏外髓部高渗透压浓度的重要物质。④远曲小管：远曲小管上皮细胞可通过 Na^+-Cl^- 同向转运体对 NaCl 进行重吸收，而对水不通透，小管液的渗透浓度降至最低。⑤集合管：集合管通过上皮钠通道对 Na^+ 进行重吸收，对水则通过 AQP2、AQP3 和 AQP4 进行重吸收。皮质部和外髓部集合管对尿素没有通透性，随着水的重吸收，小管液中的尿素浓度不断升高；达到内髓部后，上皮细胞对尿素的通透性高，通过尿素通道蛋白 UT-A1 和 UT-A3 使尿素重吸收进入内髓部组织间液，增加内髓部间液的渗透浓度。所以内髓部组织间液高渗是由 NaCl 和尿素共同形成的（各占 50%）。

总之，肾髓质间液渗透浓度梯度的形成由下列几个重要因素构成：①髓袢升支粗段主动重吸收 NaCl，对水不通透，增加外髓部间液的渗透压，是建立髓质间液高渗透梯度的最重要的起始动力。②髓袢降支细段对水通透，对 NaCl 不通透，增加了小管液的渗透浓度。③髓袢升支细段对水不通透，对 NaCl 通透，小管液中高浓度的 NaCl 被动扩散到内髓部。④尿素再循环，增加内髓部组织间液的尿素浓度，和 NaCl 一起形成了内髓部组织间液的高渗。⑤不断滤过的小管液，推动小管液从髓质到集合管，向肾乳头方向流动，促进了肾脏建立从外髓部至内髓部组织间由低到高的渗透浓度梯度，机体形成浓缩的尿液。

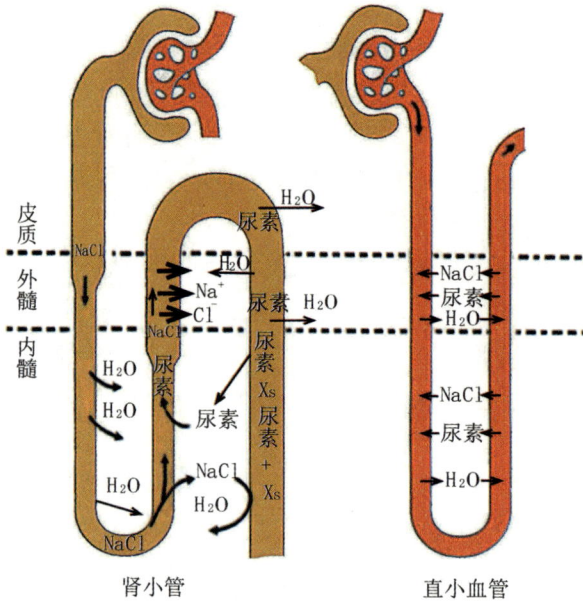

左侧：髓袢在肾髓质间液渗透梯度建立中的作用机制；
右侧：直小血管在肾髓质渗透梯度维持中的作用机制；
粗箭头表示升支粗段主动重吸收 Na^+ 和 Cl^-；Xs 表示未被重吸收的溶质；
图中的各数字表示该处的渗透浓度 ［单位：mOsm/（kg·H_2O）］

图 9-15　尿液浓缩机制示意图

表 9-3　肾小管不同部位对不同物质的通透性

肾小管	水	Na^+	尿素
髓袢降支	易通透	不易通透	不易通透
髓袢升支细段	不易通透	易通透	中等通透
髓袢升支粗段	不易通透	主动重吸收（Na^+、K^+、$2Cl^-$）	不易通透
远曲小管	不易通透，存在 VP* 时易通透	主动重吸收	不易通透
集合管	不易通透，存在 VP* 时易通透	主动重吸收	皮质部与外髓部不易通透。内髓部易通透，存在 VP* 时通透性增加

注：VP* 为血管升压素。

2. 直小血管的逆流交换机制　肾髓质间液高渗的建立主要是由于 NaCl 和尿素在小管外组织间液中积聚。这些物质能持续滞留在该部位而不被循环血液带走，从而维持肾髓质间液的高渗环境，这与直小血管所起的逆流交换作用密切相关。直小血管的降支和升支是并行的血管，与髓袢相似，在髓质中形成逆流系统。直小血管壁对水和溶质都高度通透。在直小血管降支进入髓质处，血浆渗透浓度接近 300mOsm/（kg·H_2O）。当血液沿小血管降支向髓质深部流动时，在任一平面的组织间液渗透浓度均比直小血管内血浆透浓度高，故组织间液中的溶质顺浓度差向直小血管内扩散，而直小血管内的水则顺渗透压差进入组织间液，使直小血管降支内各段血浆的渗透压与同一水平面髓质间隙之间趋于平衡。越向内髓部深入，直小血管中血浆的渗透浓度越高，在折返处，其渗透浓度达最高值，约 1200mOsm/（kg·H$_2$O）。当血液在小血管升支内流动时，由于血浆渗透压比同一水平髓质间隙的渗透压要高，使得血液中的溶质扩散进入髓质间液，而髓质间液的水则渗入升支的血液，逆流交换过程仅将髓质间液中多余的溶质和水带回循环血液，这样溶质（主要是 NaCl 和尿素，尿素可以通过自身特异的直小血管尿素循环机制）就可连续地在直小血管降支和升支之间循环，有利于髓质间液高渗透压的维持。

应当强调直小血管对维持髓质间液高渗梯度的能力是流量依赖性的。正常条件下髓质血流量减少、流速较慢有利于 Na$^+$ 和尿素在直小血升、降支中循环。如果过量增加直小血管的血流量以及流速加快，会导致髓质渗透梯度的减小，从而影响尿液的浓缩。

（二）抗利尿激素促进集合管水的重吸收，浓缩尿液

小管液在流经近端小管髓袢直至远曲小管时，其渗透压的变化基本是固定的，而终尿的渗透浓度则随机体内水和溶质的情况可发生较大幅度的变化，即可低至 50mOsm/（kg·H$_2$O），或可高达 1200mOsm/（kg·H$_2$O）。髓质高渗是小管液中水的重吸收动力，但重吸收的量则取决于集合管对水的通透性。抗利尿激素是决定上皮细胞对水通透性的关键激素。抗利尿激素分泌增加，集合管上皮细胞对水的通透性增加，水的重吸收增加，小管液的渗透浓度就升高，即尿液被浓缩。当抗利尿激素分泌减少、集合管对水的通透性降低时，水的重吸收减少，远曲小管的低渗小管液得不到浓缩，同时，集合管还主动重吸收 NaCl，使尿液的渗透浓度进一步降低，即尿液被稀释。任何能影响肾髓质间液高渗的形成与维持以及集合管对水通透性的因素，都将影响尿液的浓缩，使尿量和渗透浓度发生改变。

二、尿液的稀释

当体内水过多造成血浆晶体渗透压降低，血管升压素的释放减少，远曲小管和集合管对水的通透性降低，小管液中水的重吸收减少，而 NaCl 继续被主动重吸收，于是小管液的渗透压进一步降低，最后形成大量的低渗尿。若血管升压素完全缺乏或远曲小管和集合管缺乏血管升压素受体，可出现尿崩症，每日可排出高达 20L 的低渗尿。

三、影响尿液浓缩和稀释的因素

尿液的浓缩和稀释实际上是取决于肾小管和集合管对小管液中水和溶质的重吸收比率。水的重吸收主要取决于两个基本条件：一是肾髓质渗透浓度梯度的形成和维持；二是远曲小管和集合管对水的通透性。

（一）影响肾髓质高渗形成的因素

肾髓质高渗导致小管内外渗透浓度梯度是水重吸收的动力。肾髓质高渗是髓袢逆流倍增所形成的，而逆流倍增的效率与髓袢长度、通透性和髓质的组织结构等有关。髓袢越长，则尿浓缩能力越强；反之则弱。婴幼儿由于髓袢尚未发育完全，所以尿的浓缩能力较弱。若肾髓质受损，如髓质钙化、萎缩或纤维化，均会不同程度地损坏髓质的逆流倍增效率，从而降低浓缩尿液的能力。

Na^+ 和 Cl^- 的重吸收以及尿素的再循环是形成肾髓质高渗的主要因素。髓袢升支粗段对 Na^+ 和 Cl^- 有主动重吸收功能，如果其功能被抑制，将影响尿液的浓缩。呋塞米等利尿药，因能抑制髓袢升支粗段 Na^+–$2Cl^-$–K^+ 同向转运体，阻碍外髓部组织间隙高渗的形成，故有强大的利尿作用。尿素进入肾髓质的数量取决于尿素的浓度和集合管对尿素的通透性。当营养不良缺乏蛋白质时，由于尿素生成量减少而使尿浓缩能力减弱。对尿浓缩能力显著衰退的老年人，可以通过增加蛋白质食物的摄入量，以提高肾浓缩尿的能力。另外，血管升压素可增加内髓部集合管对尿素的通透性，有助于提高肾髓质的高渗，增强肾的浓缩能力。

（二）影响远曲小管和集合管对水的通透性的因素

远曲小管和集合管对水的通透性依赖于血液中血管升压素的浓度。当血液中血管升压素浓度升高时，远曲小管和集合管对水的通透性增加，水的重吸收增多，尿液被浓缩；反之，尿液被稀释。

（三）直小血管血流量和血流速度对肾髓质高渗维持的影响

当直小血管的血流量增加和血流过快时，将会过多地带走肾髓质组织间液中的溶质，使肾髓质溶质浓度梯度下降。如果肾血流量明显减少，血流速度减慢，则导致肾小管供氧不足，使肾小管的转运功能发生障碍，特别是髓袢升支粗段对 Na^+ 和 Cl^- 的主动重吸收功能受损，从而影响肾髓质高渗的维持。

第四节　尿液的排泄

尿液的生成是个连续不断的过程，生成的尿液由集合管流出，汇入乳头管，经肾盏到肾盂，再通过输尿管运送到膀胱贮存，当膀胱内贮存的尿液达到一定量时引起排尿反射，将尿液经尿道排出体外。因此，尿液的排出是间歇的。

一、输尿管的运动

输尿管与肾盂连接处的平滑肌细胞有自律性，可产生规则的蠕动波（1～5 次/分），其推进速度为 2～3cm/s，将尿液送入膀胱。肾盂中尿越多，内压越大，自动节律性频率越高，蠕动增强。输尿管平滑肌具有节律性收缩的特点，每分钟 3～4 次。这种收缩是由副交感神经和体液因素共同作用引起的。输尿管的节律性收缩可以将尿液从肾盂输送到膀胱，并在排尿过程中协助膀胱收缩。输尿管平滑肌在受到牵张刺激时会产生蠕动，亦有助于将尿液从肾盂输送到膀胱。

输尿管与膀胱的协调运动对于排尿过程的顺利进行至关重要。在排尿过程中，输尿管平滑肌的收缩与膀胱平滑肌的收缩相互协调，共同作用，使尿液从肾盂排空到膀胱。当膀胱压力升高时，输尿管会感知到这种压力并相应地调整其收缩强度和频率。这种压力传递机制有助于维持膀胱内的压力稳定，确保尿液顺利流动。当膀胱充盈时，输尿管的尿流速度减慢，以防止尿液过度充盈而损伤膀胱。当膀胱排空时，输尿管的尿流速度加快，以协助膀胱排空。

二、膀胱和尿道的神经支配

膀胱是一个中空的肌性器官，膀胱壁由逼尿肌构成，膀胱与尿道连接处为内括约肌，都属于平滑肌组织，受盆神经和腹下神经支配；尿道外部是外括约肌，为骨骼肌，受阴部神经支配。盆神经起源于脊髓骶段 2～4 节的侧角，属副交感神经，当其兴奋时，可使膀胱逼尿肌收缩，尿道内括约肌松弛，促进排尿。腹下神经起源于脊髓胸 12～腰 2 段的侧角，属交感神经，当其兴奋时，可使膀胱逼尿肌松弛，尿道内括约肌收缩，从而阻止排尿。阴部神经起源于脊髓骶段 2～4 节的前角，属躯体神经，其活动受意识控制，当其兴奋时，使尿道外括约肌收缩，阻止排尿（图 9-16）。此外，在盆神经、腹下神经和阴部神经中都有传入神经纤维，可将下尿道感觉信号传入反射中枢。

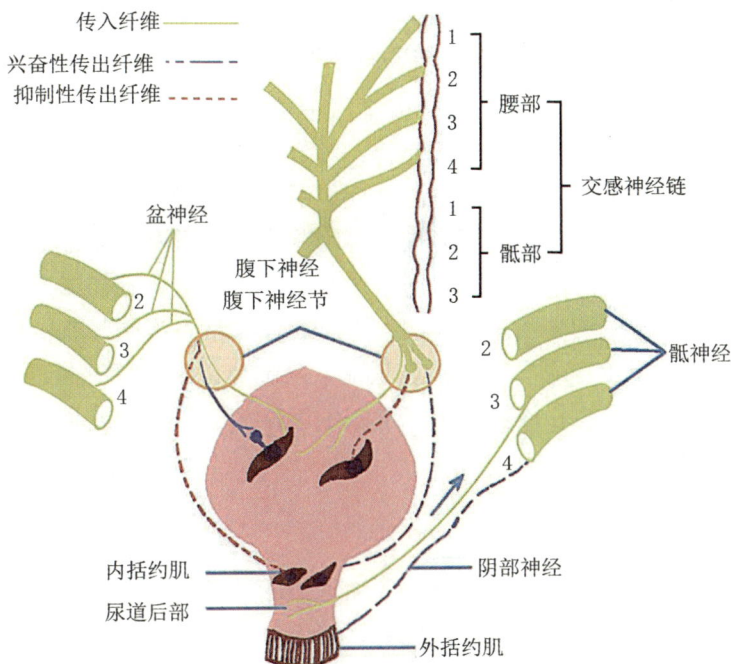

图 9-16 膀胱和尿道的神经支配示意图

三、排尿反射

排尿反射是自主神经和躯体神经共同参与完成的反射活动。当膀胱内尿量增多到 $400 \sim 500mL$，内压超过 $10cmH_2O$ 时，膀胱壁牵张感受器受牵拉兴奋，冲动沿盆神经传入，在到达骶髓的初级排尿中枢的同时，冲动也上传到脑干和大脑皮层的高位排尿中枢，从而产生尿意。如果条件许可时，冲动便沿着盆神经传出，引起膀胱逼尿肌收缩，尿道内括约肌松弛，尿液便会进入尿道。此时尿液可以刺激尿道的感受器，冲动沿传入神经再次传到骶髓的初级排尿中枢，进一步加强其活动，并反射性抑制阴部神经的活动，使尿道外括约肌松弛，于是尿液就在膀胱内压的驱使下排出体外。这种由尿液刺激尿道感受器进一步反射性加强排尿中枢活动的过程是一种正反馈，它能促使排尿反射活动反复加强，直至尿液排完为止（图 9-17）。在排尿时，腹肌和膈肌的强力收缩可以使腹内压增高，有协助排尿活动的作用。排尿后残留在尿道内的尿液，男性由尿道海绵体肌肉收缩将其排尽，而女性则依靠尿液的重力排尽。

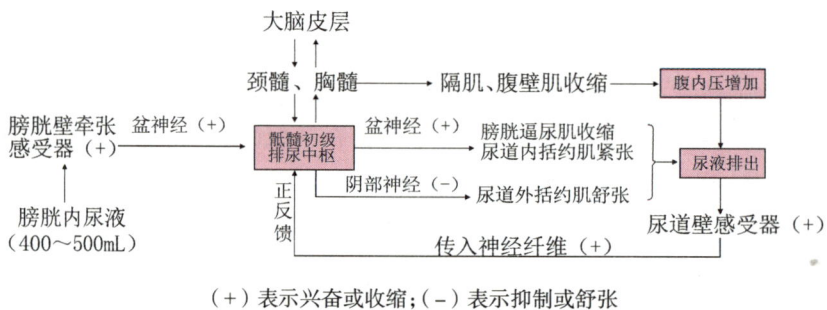

（＋）表示兴奋或收缩；（－）表示抑制或舒张
图 9-17　排尿反射的路径示意图

大脑皮层等高位排尿中枢对脊髓初级排尿中枢有易化和抑制性作用，控制着排尿反射活动。婴幼儿因大脑皮层发育尚未完善，对脊髓初级排尿中枢的控制能力较弱，故排尿次数多，且常有遗尿现象。排尿是一个反射活动，反射弧的任意部位受损都会导致排尿异常。膀胱中尿液充盈过多而不能排出称为尿潴留。尿潴留多是由于腰骶部脊髓损伤，使初级排尿反射中枢活动发生障碍所致。当脊髓受损，脊髓初级排尿中枢与大脑皮层失去功能联系时，排尿失去了意识控制，则出现尿失禁。当膀胱或尿道发生炎症、结石时，常伴有尿频、尿急、尿痛等膀胱刺激征，是临床诊断尿路感染的依据之一。5 岁以后睡眠中仍不能自控而将尿液排泄于床上的现象称为遗尿，可能是大脑皮层对初级排尿中枢的控制能力较弱所致。

四、排尿异常

排尿是一个反射过程，但受高位中枢的随意控制。如果排尿反射弧的任何一个部位受损，或骶段脊髓排尿中枢与高位中枢失去联系，都将导致排尿异常。若膀胱的传入神经受损，膀胱充盈的传入信号将不能传到低段脊髓，则膀胱充盈时不能反射性引起张力增加，故膀胱充盈膨胀，膀胱壁张力下降，称为无张力膀胱。当膀胱过度充盈时，可发生溢流性滴流，即从尿道溢出数滴尿液，称为溢流性尿失禁。如果支配膀胱的传出神经（盆神经）或骶段脊髓受损，排尿反射也不能发生，膀胱变得松弛扩张，大量尿液滞留在膀胱内，导致尿潴留。若高位脊髓受损，低部排尿中枢的活动不能得到高位中枢的控制，虽然脊髓排尿反射的反射弧完好，此时可出现尿失禁，这种情况主要发生在脊髓休克恢复后。在脊髓休克期间，由于骶段脊髓排尿中枢处于休克状态，排尿反射消失，可发生溢流性尿失禁。小儿大脑发育未完善，对初级中枢的控制能力较弱，所以小儿排尿次数多，且易发生夜间遗尿现象，排尿活动受意识控制较弱。

正常人每昼夜排出的尿量为 1000 ～ 2000mL，平均约为 1500mL。临床上，将每昼夜的尿量长期持续在 2500mL 以上者，称为多尿；每昼夜尿量在 100 ～ 400mL 者，称为少尿；每昼夜尿量不足 100mL 者，称为无尿。

尿量个体差异较大，新生儿出生后 2 天内正常尿量一般为 1 ～ 3mL/（kg·h），平均尿量为 30 ～ 60mL/d；出生后 3 ～ 10 天，尿量为 100 ～ 300mL/d，2 个月时为 250 ～ 400mL/d，2 个月至 1 岁时为 400 ～ 500mL/d，1 ～ 3 岁时为 500 ～ 600mL/d，3 ～ 5 岁时为 600 ～ 700mL/d，5 ～ 8 岁时为 600 ～ 1000mL/d，8 ～ 14 岁时为 800 ～ 1400mL/d，14 岁时为 1000 ～ 1600mL/d。若新生儿尿量 <1.0mL /（kg·h）为少尿，<0.5mL/（kg·h）为无尿。婴幼儿每日尿量少于 200mL，学龄前儿童每日尿量少于 300mL，学龄期儿童每日尿量少于 400mL 为少尿；每日尿量少于 50mL 为无尿。

思考题

1. 不同性别的婴幼儿尿道有什么特点？
2. 尿的生成有几个过程？
3. 如何判断婴幼儿排尿异常？

主要参考文献

［1］赵铁建，朱大诚.生理学［M］.第 5 版.北京：中国中医药出版社，2021.

［2］施建蓉，赵铁建.生理学［M］.第 4 版.北京：中国中医药出版社，2016.

［3］周华，崔慧先.人体解剖生理学［M］.第 7 版.北京：人民卫生出版社，2016.

［4］董炘.人体解剖学［M］.第 2 版.北京：人民卫生出版社，2015.

［5］夏长丽，马坚妹，郑金华，等.人体解剖学［M］.第 11 版.长春：吉林科学技术出版社，2019.

［6］刘琴，连伟利，苏立.婴幼儿医学基础［M］.重庆：西南大学出版社，2022.

［7］崔焱，仰曙芬.儿科护理学［M］.第 6 版.北京：人民卫生出版社，2019.

［8］崔焱，张玉侠.儿科护理学［M］.第 7 版.北京：人民卫生出版社，2021.

［9］杨巧菊.护理学基础［M］.第 4 版.北京：中国中医药出版社，2021.

［10］金星明，静进.发育与行为儿科学［M］.北京：人民卫生出版社，2014.

［11］季成叶.儿童少年卫生学［M］.第 7 版.北京：人民卫生出版社，2013.

［12］杨培增，范先群.眼科学［M］.第 9 版.北京：人民卫生出版社，2018.

［13］张徽.幼儿卫生与保健［M］.上海：华东师范大学出版社，2014.

［14］张兰香，潘秀萍.学前儿童卫生与保健［M］.第 3 版.北京：北京师范大学出版社，2017.

［15］黎海.实用儿童保健学手册［M］.北京：人民卫生出版社，2018.

［16］王雁.学前教育幼儿卫生与保健［M］.北京：人民教育出版社，2018.

［17］毛萌，江帆.儿童保健学［M］.第 4 版.北京：人民卫生出版社，2020.

［18］金莉，刘心洁.幼儿常见疾病的预防［M］.北京：高等教育出版社，2015.

［19］郭英杰.脑科学对教育培训工作的启示——从睡眠、营养、运动与大脑的关系说起［J］.石油化工管理干部学院学报，2021，23（6）：49-54.

［20］陈慧玲，婴幼儿生理基础［M］.北京：中国人口出版社，2022.